「産後ケア」から始まる幸せ育児

さくら産院・さくら産後院 理事長　大草 尚

JN144106

Art Days

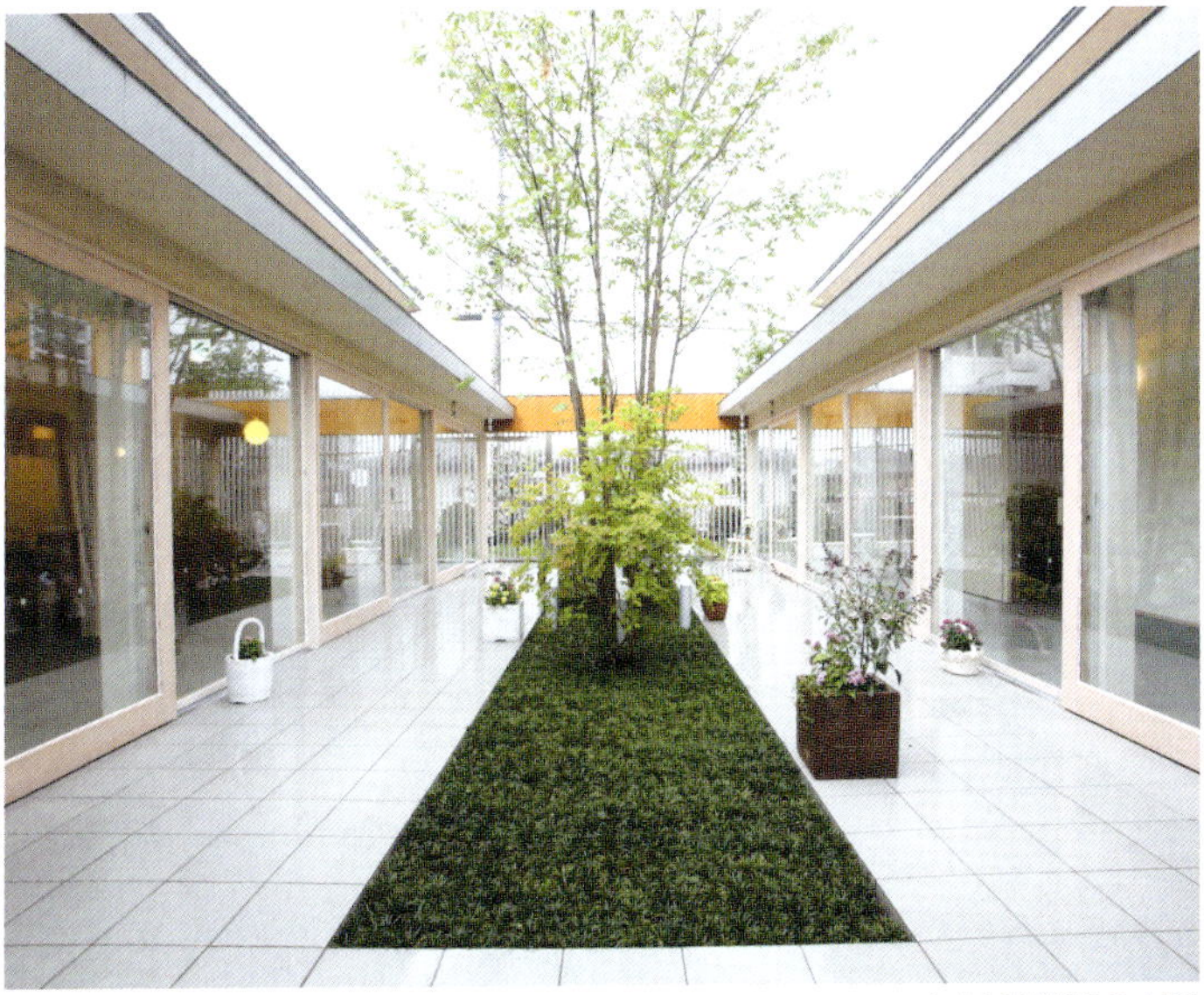

さくら産後院の中庭

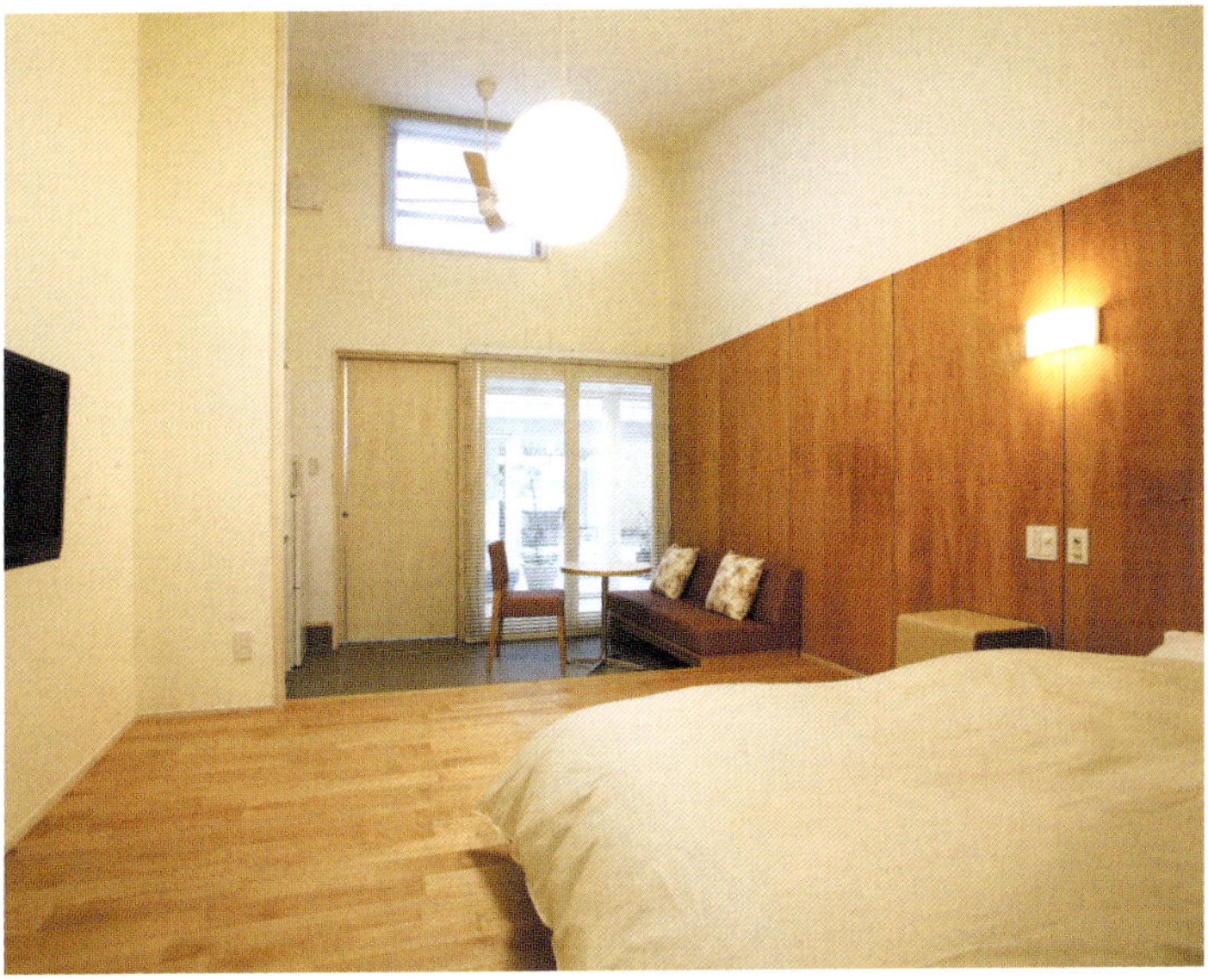

産褥室

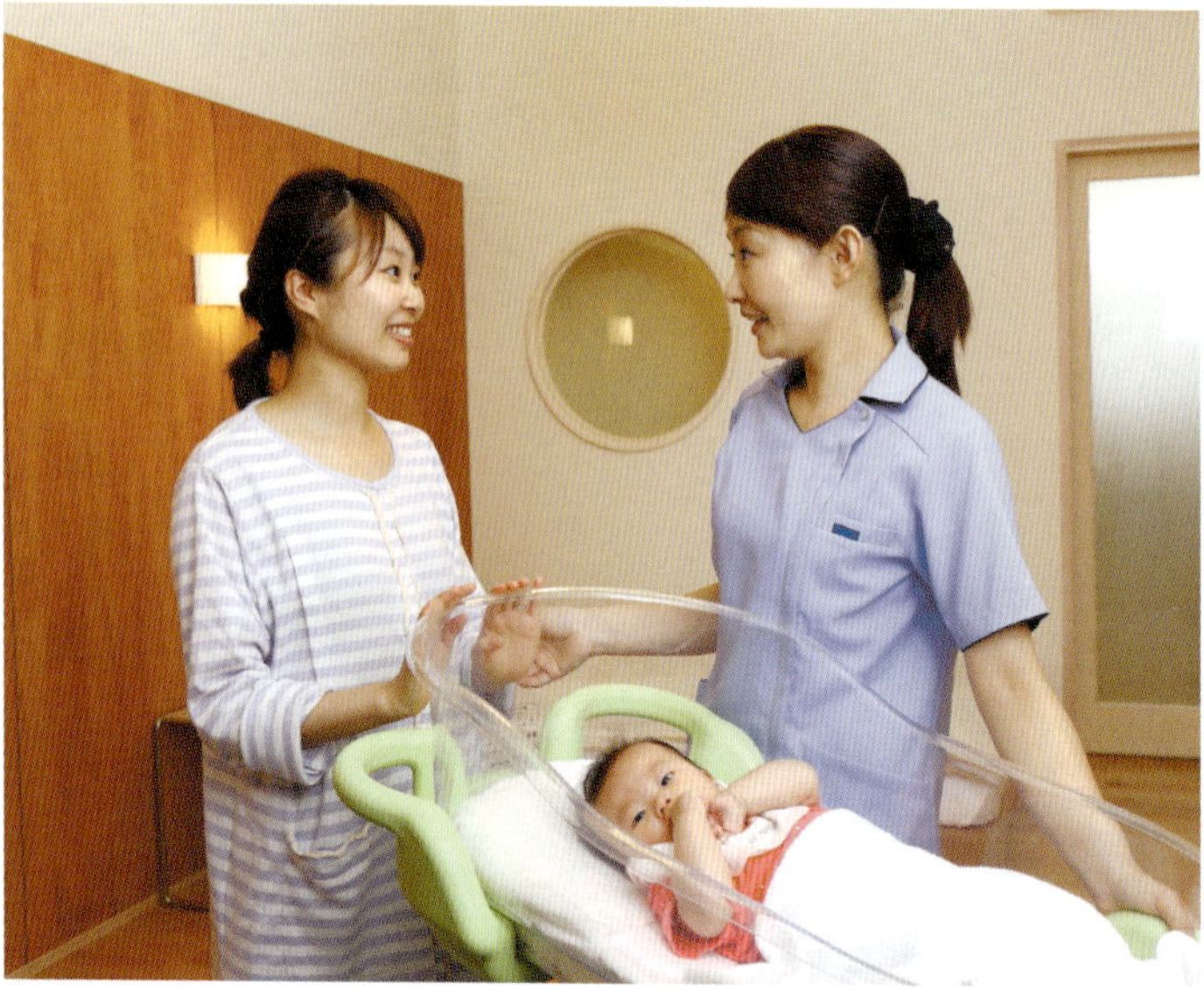

さくら産後院でのケアの様子

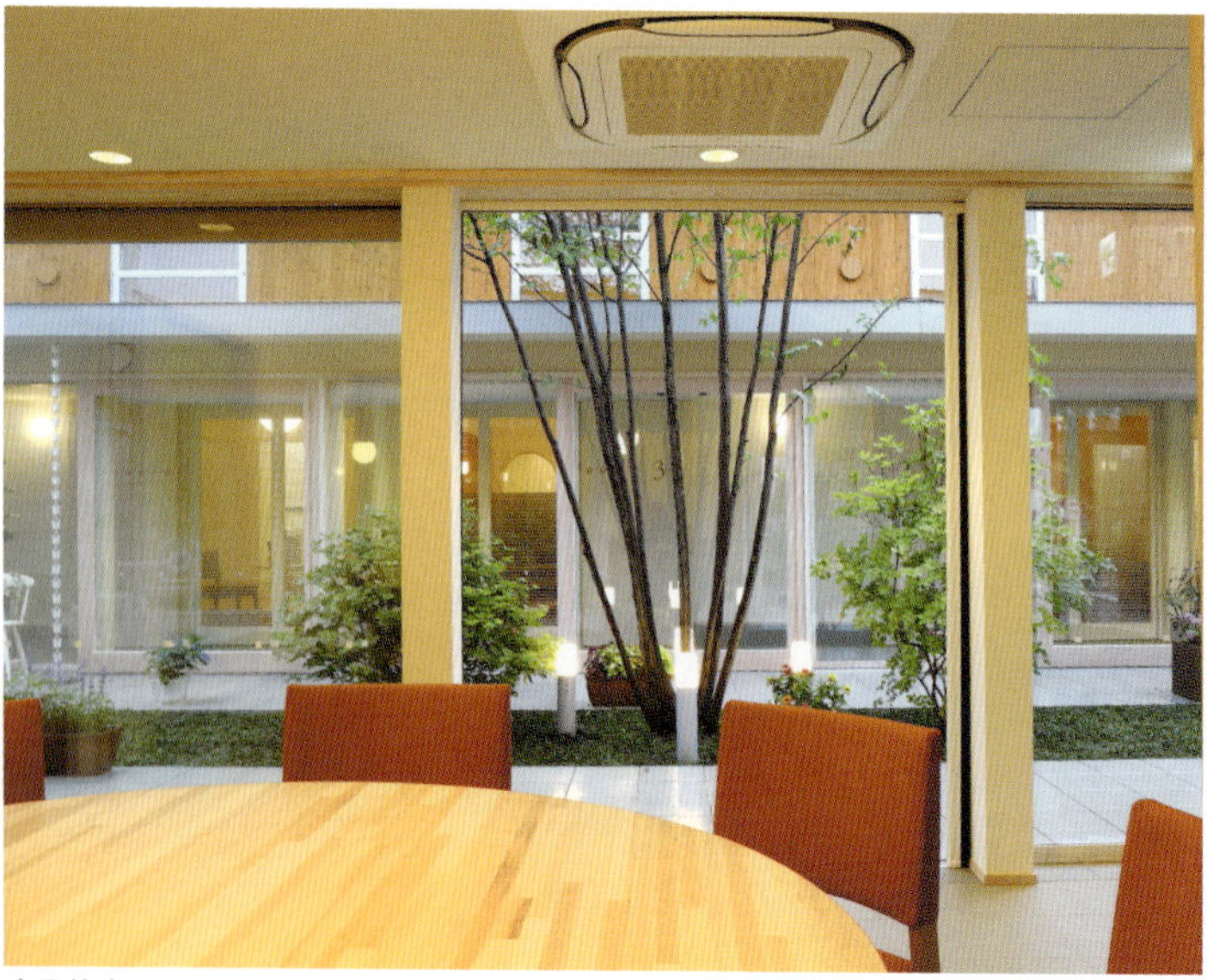

多目的室

はじめに

産褥期（産後約８週間）は妊娠期間を過ぎ、分娩を終了した母体が、妊娠前の状態に回復するための重要な期間です。日本では古くから〝床上げ20日〟と称して、出産からしばらくは布団を敷きっぱなしにして赤ちゃんの身の回りの世話をしながらのんびり過ごし、20日ほど経過して産後の体が回復した頃、床上げといって敷きっぱなしの布団をたたむという風習がありました。

しかし昔に比べて出産後の入院期間が短くなっているにもかかわらず、核家族化、晩婚化、また出産後も働き続ける女性の場合は早期に社会復帰を求められるといった社会状況の変化を受けて、産後の体を回復させるために大切な産褥期《さんじょく》に家族や身内のサポートを受けてゆっくり休息することがますます難しくなっています。さらに育児や母乳に対して不安があっても、それをサポートしてくれる受け皿がなく、「産後うつ」のような深刻な状況に追い込まれてしまう母子が増えてきています。

そこで、『さくら産院』開院25年を機に、産院に隣接する場所に、産後ケアを目的とした『さくら産後院』を立ち上げました。産後のひと時を快適な環境で過ごし、心と体を回復させることで、幸せ育児の第一歩を踏み出すお手伝いができればと願っています。

医療法人 帯経会 さくら産院・さくら産後院　理事長　大草 尚

「産後ケア」から始まる幸せ育児　目次

はじめに　1

第1章　出産は〝産めば終わり〟ではない　11

出産してもすぐ元の体には戻れません！
陣痛より出産後の痛みがつらい？　12
出産直後の無理は、時間が経って体や心に表れる！　13
産後ケアの第一歩「出産から退院まで」
出産から退院までの目安は3～5日間　16
出産後24時間は体を休めることを最優先に　18
出産直後の24時間ダイジェスト　19
入院中の母親はこんなに忙しい！　27

第2章　産褥期の体の変化と『産後ケア』　37

産褥期の過ごし方が、その後の母親の人生に大きな影響を与えます

産褥期とは？　38
昔からの言い伝え「床上げ20日」はまさに生活の知恵　40
産褥期の母親の体の変化　43
産褥期の母親の体は更年期と似てる！　～ホルモンの変化～　44
産褥期は、まさに子宮が回復する時間　～子宮の変化～　47
産後の体型回復の鍵は骨盤が握っている！　～骨盤の変化～　49
子宮や骨盤の回復を促す『産褥体操』　55
骨盤ベルトで骨盤のゆがみを防ぐ　57
必ずうけたい産後1カ月検診　59

第3章　出産前に知っておきたい産後トラブル　63

産後の母親たちの体はトラブルが多発します！
産後トラブルの三大テーマ
「ホルモンの変化」「子宮や骨盤の回復」「おっぱいの悩み」　64
ホルモンの変化が原因で起きるトラブル　65
子宮や骨盤の回復過程や出産の後遺症で起きるトラブル　69

乳房・乳首、授乳に関するトラブル　79
その他の産後に起こりやすいトラブル　92
マタニティーブルーと産後うつの違い　96
マタニティーブルーは生理的現象、産後うつは疾患　97
気になる産後の夫婦生活Q＆A　107

第4章　産後の母親と赤ちゃんを支える『産後ケア』　113

自宅での産褥期の過ごし方
退院〜産後1カ月検診までの過ごし方　114
産後1カ月検診までは「安静が第一」！　116
安静に過ごせる環境作り　〜産褥ルームの作り方〜　119
産後の生活を誰に支えてもらう？　121

第5章　日本型の新しい産後ケアセンターを目指して
～さくら産後院誕生までの歩み～　135
産後ケアの実状
なぜ、産後ケア施設が注目を集めているのか　136
諸外国の産後ケアの取り組み　138
日本における産後ケアの取り組み　141
日本における産後ケア施設とは
日本型産後ケア施設について　143
日本型の新しい産後ケア施設を目指して　～さくら産後院の誕生～
さくら産後院設立の背景　147
さくら産後院の特徴　151
鼎談――いま産後ケア施設に求められること　158

「産後ケア」から始まる幸せ育児

第1章

出産は〝産めば終わり〟ではない

出産してもすぐ元の体には戻れません！

陣痛より出産後の痛みがつらい？

妊娠、出産は、女性にとってまさに一生の大事の一つ。それだけに妊娠〜出産にかけての10カ月間は、体重管理の大変さや、禁酒禁煙を含めた日常生活におけるさまざまな行動制限、そしてなにより、赤ちゃんを大事にお腹の中で育てて無事出産までこぎつけなければならないため、その苦労は想像以上のものがあります。

「つわりがひどくて結局入院。一時は水も飲めないような生活だった」

「切迫早産の危険性があって、出産前から入院生活を余儀なくされた」

「足のむくみがすごくてまさに象の足になった！」

など、雑誌やインターネットの世界には、先輩の母親たちからの妊娠中の苦労話が嫌というほど掲載されています。

そしていよいよ迎える出産。「鼻の穴からすいかを出すよう」などと形容される陣痛の苦しみや、出産時のトラブルなどの情報はたやすく目にすることができますが、みなさんは、〝出産後〟の母親たちの体の様子についての情報を目にしたことはあるでしょうか？　長く苦しい陣痛も、産んでしまえば即座に終わり！　海外のセレブたちは出産の翌日には退院しているようだし、芸能人の母親たちも、産後２〜３カ月もすれば元のスリムな体型でテレビに出ている。まあ、育児は大変だろうけれど、自分の体はすぐに元に戻ると考えてしまいがちですが、実は残念ながらそう簡単にはいきません。

出産は、今も昔も母親たちにとってまさに命がけの行為です。それだけに出産直後は体力は底をつき、体のあちらこちらが傷ついてまさにボロボロの状態。さらに帝王切開の場合だけではなく、自然分娩の場合でも、出産後２〜３日は、会陰裂傷の傷口が座ることもできないほど痛むということも、決して珍しいことではありません。さらに体が元に戻ろうとするときに生じる痛みは〝後陣痛〟と称されるほどで、なかには「陣痛よりも、むしろ出産後のいろいろな痛みの方がつらかった」と話す母親たちも少なくないほどなのです。

出産直後の無理は、時間が経って体や心に表れる！

よく、妊娠、出産は病気ではないなどといわれますが、現在日本の多くの病院では、正常分娩の場合で出産後3～5日間程度入院します。それはなぜでしょうか？　一つには、この入院期間は母体の経過観察の期間であるといえるからです。産後は出血多量に陥ったり、感染症のリスクも高まりますから、医師や助産師の管理の元で過ごせばより安全です。また、家に帰ってから日常生活を送るために必要な体力を回復させる時期でもあります。

そしてもう一つは、育児のトレーニングを受けるための期間という側面もあります。日本では、助産師による自宅訪問などを含め、まだまだ産後の育児サポートが十分であるとはいえません。そのため母乳育児の方法や乳房のケア、そしておむつ替えや沐浴といった、赤ちゃんのケアに必要なノウハウも、この入院期間中におもに助産師からレクチャーを受ける場合がほとんどです。

しかし無事に退院したとしても、そこで完全に体力が回復しているわけではありません。外見上は出産前の状態に戻ったように見えても、出産で疲れた体が元に戻ったり、母乳育児が軌道にのるためには、さらに時間が必要です。そしてその間、体は痛みや気分の落ち込みといった形で「まだまだ回復の途中ですよ。無理をしないで下さいね」と、さまざまなシグナルを発信します。

しかし、こうした体が発するさまざまなシグナルを無視して無理を重ねてしまうケースが、

出産を終えて身体はラクになりましたか？

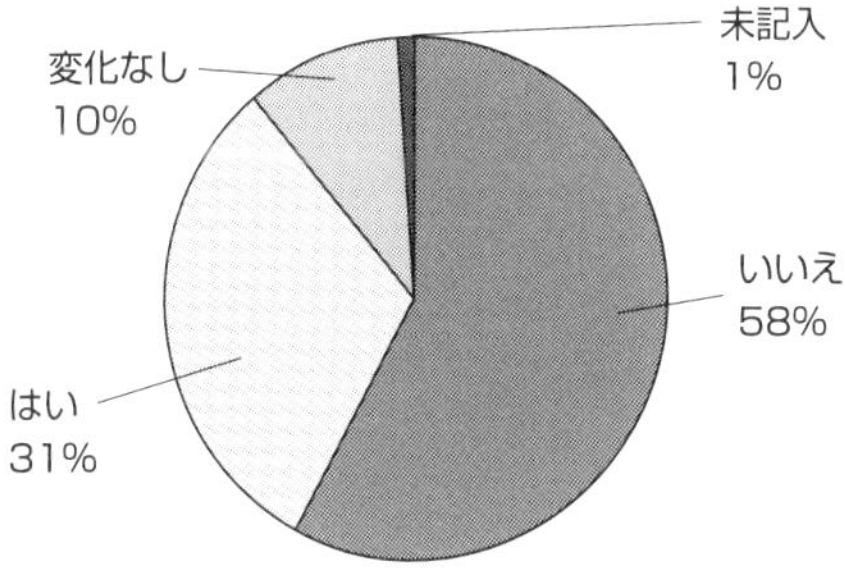

出典：NPO法人マドレボニータ「産後白書プロジェクト」

残念ながら少なくありません。そうした無理は、発熱や腰痛、乳房のトラブルなど、いわゆる〝産後の肥立ちが悪い〟と称される症状としてすぐに表面に表れてくる場合もありますが、実はそのときは症状が出なくても、太りやすくなったり、二度目の妊娠・出産などに影響を与えるなど、後になってその影響が出てくる場合もあります。

そう、妊娠、出産は〝産めば終わり〟ではありません。そのため妊娠中から産後の母体のケアの必要性を知って十分な準備をしておかないと、自分の体についてだけではなく、子育てに関しても「こんなはずではなかった…」といった状況になりかねないのです。

産後ケアの第一歩「出産から退院まで」

出産から退院までの目安は3～5日間

前の項目でも説明しましたが、日本では一般的に自然分娩の場合、初産婦で出産後約3～6日、経産婦は出産後3～5日で退院します（帝王切開の場合は、手術後5～7日程で退院となります）。以前と比較すると入院日数が短縮される傾向があり、初産婦で5日、経産婦の場合は4日程度で退院するのが一般的になってきています（一般的に助産院でのお産の場合、病院でのお産と比較すると入院期間が短い傾向があります）。もちろん、これは母子共に経過が順調な場合の目安で、母親の産後の回復が思わしくなく、赤ちゃんだけ先に退院するケースや、2500g以下で産まれた低出生体重児の場合には、母親は先に退院し、赤ちゃんだけ、退院できる状態になるまでNICU（新生児集中治療室）などで入院生活を続けることになります。

海外ではなぜ出産後1～2日で退院できる？

２０１３年にイギリスのキャサリン妃が出産した際に、出産の翌日に母子共に退院し、親子三人、報道陣の前に立ち、笑顔で写真撮影に応じる姿を見て「えっ！　出産翌日に退院してしまうの！」と驚いた人も少なくなかったのではないでしょうか。

実は日本の出産後の入院期間は、世界的な平均と比較するとかなり長く設定されています。アメリカでは、自然分娩の場合で翌日退院、帝王切開でも３日程度で退院することが多く、イギリスでも、キャサリン妃のように出産の翌日に退院するのが一般的です。

これにはお国柄や文化の違いといったものもあるのかもしれませんが、アメリカなどの場合、自然分娩が主流の日本と異なり、産後の回復が早いといわれる無痛分娩での出産が多いといった出産スタイルの違い、そしてドイツのように産後10日間程度、毎日助産師さんが自宅を訪問して育児指導や母親のメンタルケア、産褥体操、会陰部のケアについてのアドバイスをするといった、いわば日本では入院期間中に助産師から受けるレクチャーを自宅で受けることができるシステムが整っていたり、男性も育児休暇が取得しやすいため、退院後、家事や育児のケアを夫とシェアできるといった産後ケア環境の違い、さらには海外では医療費が高いため、入院期間はなるべく短くする必要があるといった現実的な問題も、その背景にはあるようです。

出産後24時間は体を休めることを最優先に

出産直後の母親たちの体は非常に消耗した状態にあります。出産のために全開となった骨盤はまだまだ開いたまま。さらに分娩の時に力んだせいで体のあちらこちらは筋肉痛、胎盤がはがれて大きかった子宮が元にもどるため出血が続きます。

しかし最近では、出産後すぐに「産まれましたメール」を友人たちに送ったり、ブログやSNSを通じて出産を報告したりと、十分に体を休めることなくあれやこれやと始めてしまう母親も増えているようです。

出産後は誰しも無事、出産したことで精神が高揚している〝出産ハイ〟といえる状態になりがちです。しかし気持ちが落ち着きを取り戻すと同時に心身に押し寄せてくる痛み、疲れ……そう、出産後は心身が疲れきっていることを自覚して、とくに出産直後24時間程度は、安静を心がけ、体の回復に努めることが必要です。

出産直後の24時間ダイジェスト

■出産後24時間の流れ（さくら産院の場合）

出産

←

分娩後2時間安静に過ごして経過観察

←

母体に問題がなければ、ゆっくり歩いて、または車イスで病室に戻る

←

病室で安静に過ごす

←

異常がなければ出産後24時間後程度から、新生児の世話や軽い産褥体操などを始める

※この間産まれたばかりの赤ちゃんは新生児室などで必要な検査や処置を受けます。

■分娩室での経過観察

自然分娩の場合、経過観察を行うために、通常分娩後1～2時間は分娩室で過ごします

（LDRと呼ばれる個室タイプの病床の場合は、病床にそのまま分娩機能が備わっているため、分娩のために部屋を移る必要はありません）。経過観察の中では、医師が次のような点についてチェックを行います。

〜出産直後のチェックポイント
・子宮底の高さや子宮収縮状態の観察といった子宮の状態
・悪露（分娩後に子宮から排出される分泌物の総称）の量や形状、臭い
・後陣痛の有無
・外陰部や会陰部の状態のチェック
・血圧や熱といったバイタルのチェックや全身状態の観察

※もし、出産直後にうまく排尿できない場合には、導尿（尿道を通じて膀胱内にカテーテルを挿入して排尿されること）する場合もあります。
また、最近では出産後30〜60分以内に、分娩室で産まれてすぐの赤ちゃんに乳首を含ませて初めての母乳を与える〝初回授乳〟を行う場合が増えてきています。

『タッチケア』ってなに？

タッチケアとは、赤ちゃんと親の心と体がふれあうことにより、親子のきずなを深めることを目的に行われるケアで、１９９２年米国マイアミ大学内に設立された「タッチリサーチ研究所」のティファニー・フィールド博士によって確立され、現在では日本を含め、世界20か国以上に普及しています。具体的には赤ちゃんと親が見つめ合い、赤ちゃんに語りかけながら素肌に触れたり、ベビーマッサージを行ったり、手足の曲げ伸ばしなどをするのですが、日本タッチケア協会のデータによると、マッサージを受けた低出生体重児群は、そうでない低出生体重児群と比較して、１日あたりの体重増加が平均で約47％高いという結果が出ているといいます。

出産直後、赤ちゃんを母親の乳房と乳房の間に抱いて、母子の肌と肌の触れ合いを促すカンガルーケアも、現在ではタッチケアの一環とされています。実際に経験した母親たちの意見としては、「得難い経験だった。母親としての実感がわいてきた」と肯定的に受け止める意見がある一方、「もう出産でくったくたになっているのに、正直、休ませてほしかった」といった意見もあります。

■歩行の開始

正常分娩の場合、分娩室から病室へは、ゆっくり歩行して移動します。病室のベッドに移ったら、ベッドの上での体位変換は自由に行うことができます。以前は自力での歩行が許可されるのは分娩後6〜8時間後からとされていましたが、最近では軽く体を動かす程度であれば、むしろ子宮の回復を早め、血栓症（※）を防ぐことにつながることから、経過観察後、体調に問題がなければ歩いて病室に帰らせる施設がほとんどです。

この時トイレにも自由に行くことができますが、温水便座洗浄機などを活用して外陰部の清潔を保つようにし、悪露処置のためにつけているパッドは、トイレのたびに交換するようにします。この時に悪露の状態をよく観察し、量が多いように感じる、異臭が強い、など気になる点があれば、助産師にチェックしてもらうようにします。

※血栓症：血管の中で血液の固まりができてしまうこと。下肢などの静脈の中に血液の塊ができると、その塊がはがれて心臓に運ばれ、さらに心臓から送り出されて肺の動脈に詰まると、肺血栓症などを発症し、急激な呼吸困難に陥り、最悪の場合、命を落とすことがある

コラム ――入院中は、みんなどんなスタイルで過ごしているの？

出産直後の疲れや、すぐに始まる赤ちゃんのケアなどで、出産後の入院中は、なかなか身なりにまで気を配る時間がとれないものですが、出産直後は身内だけではなく、友人たちのお見舞いも少なくないので、あまり乱れた格好は見せたくないもの。そこで出産やその後の入院に備えて、妊娠中からできる準備も含めてご紹介します。

［ヘアスタイル］

妊娠中に、洗髪もラクで、手櫛ですぐにスタイルが決まるショートスタイルや、ヘアゴムやバレッタで手軽にまとめられるストレートのミディアム～ロングヘアにしておくと便利で、逆にヘアブローが必ず必要なパーマヘアなどは不向きです。

ヘアピンなどの金属類は、赤ちゃんを傷つける危険性があるほか、ビーズやストーン

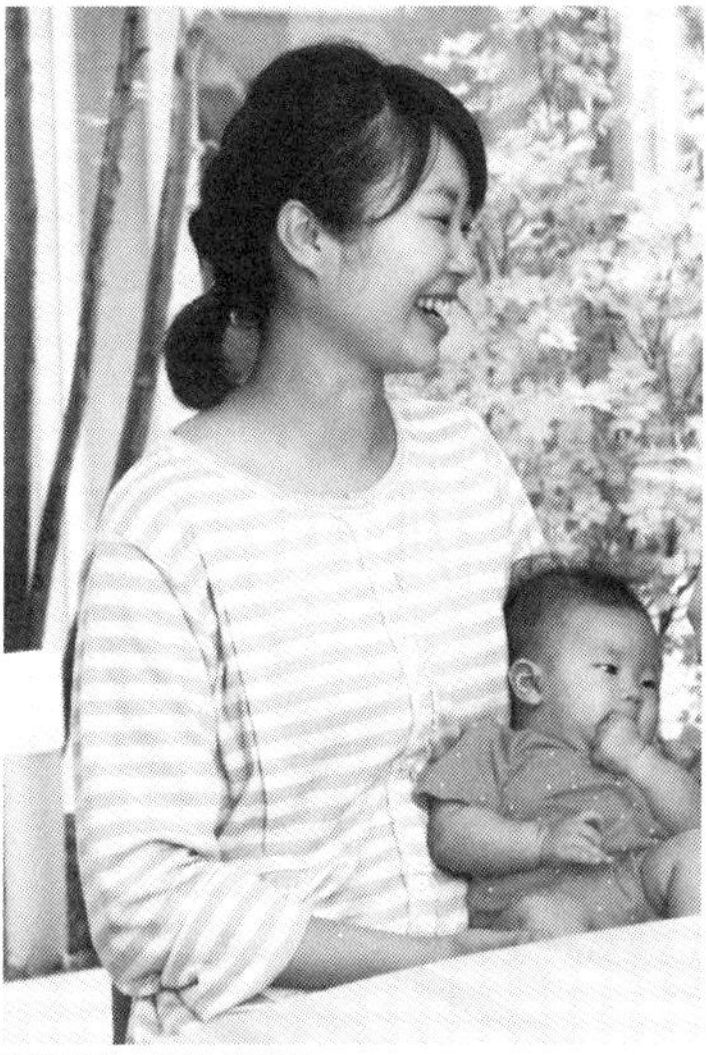

写真提供：さくら産後院

が付いたヘアピンの場合、落ちて赤ちゃんが口の中に入れてしまうおそれがあるので避けるようにします。

入院時に寝癖なおしのミストなどを持参するのも便利ですが、香りのきついものは避けます。

妊娠後期はいつ、不測の事態が起きるともかぎりません。また、長時間同じ姿勢をとるのは好ましくないので、美容院でのヘアカットは、妊娠7カ月目位までに済ませておくのが理想的です。

［化粧］

基本的に入院中はノーメークで過ごしますが、普段、眉を剃っている場合などは、アイブロウをほどこす程度であれば問題ありません。

爪の色も、健康状態を測る大切なツールの一つであり、なにより長い爪で赤ちゃんのケアはできません。もし、ネイルアートなどをしている場合は、入院前には落としておきます。

最近ではノーメークでも顔に華やぎを与え、入院中も特別なケアが必要ないという理由で、入院前にまつげのエクステンションを施す妊婦さんが増えていますが、まつげのエクステンションの寿命は2週間~1カ月程度。そのため入院に備えて施術する場合には、出産直前の時期にしなければいけませんが、この時期に1~2時間も決まった姿勢でいることは、あまりオススメできません。また、出産後しばらくは、リペアに行く時間がないことも配慮しておきましょう。

［メガネ］

赤ちゃんの授乳が始まると睡眠時間も不規則になり、なによりお手入れに時間をかけるゆとりがなくなるので、入院中は、コンタクトレンズよりもメガネが望ましいです。

［服装］

最近は病院でパジャマを支給してくれる場合もありますが、基本的には自宅から持参します。入院中には授乳、検診、体のサイズが変わるといった特殊な事情があるので、前開きで授乳口が付き、下半身の消毒や検診の時にも、着脱がしやすく、さらにはさっと前を隠せるように上着がひざ丈になっているマタニティーパジャマが便利です。

入院時に持参する枚数ですが、授乳や悪露などで汚れやすいので、できれば2~3着用意しておくと安心です。

また、売店など、病室の外に出る時や見舞客の対応、冬場の夜中の授乳などのために、上にさっと羽織れるカーディガンやガウンが一つあると便利です。
足元はスリッパが基本という施設が多いですが、その場合退院時に処分する場合がほとんどなので、高級品である必要はありません。

［下着］

ブラジャーやショーツは、産褥期用のものがいろいろ販売されているので、それらを活用すると便利です。

まずブラジャーですが、出産直後は、平均して2カップ分、出産前より乳房が大きくなるといわれています。さらにこの時期の乳房はとてもデリケート。そのためできれば産褥期用のブラジャーをつけるようにします。

産褥期用のブラジャーには、以下のような特徴があります。

・授乳をしやすく、また、仰向けに寝てもホックで背中に違和感を覚えないよう、前開きになっている
・乳房のサイズの変化に対応できるよう、一般的なブラジャーと比べて融通性がある
・しめつけ感が少ない
・乳房の下部分から脇にかけてボリュームが増すこの時期に合わせて、脇から包み込み、

その後垂れないようにサポートするデザインになっている
ほんの一時期しか使用しない下着にあまりお金はかけたくないとは誰でも思うことですが、体に合わない下着は大きなストレスを与えます。また、安いからと購入したものの、サイズが合わずに買い替えるのでは、結局余分にお金がかかってしまいます。購入する際には、プロのフィッターがいるショップなどで、正確にサイズを計測してもらったり、実際に試着してから購入すれば安心です。
またショーツは防水布もしくは撥水布付きで、寝たまま悪露用のパット交換ができるようにショーツの股の部分がマジックテープになっている産褥ショーツや、生理用のサニタリーショーツなどが便利です。

入院中の母親はこんなに忙しい！

次に出産後24時間が経過してから退院までの過ごし方ですが、赤ちゃんのケアが始まると、まずは昼夜を問わず、2～3時間おきの授乳が始まります。そしてそれ以外の時間も、退院後の生活に備えての沐浴指導を含めた赤ちゃんのケアに関する講習、助産師からの乳房ケア、産後の回復具合をチェックするための医師の診察、さらには子宮の回復を促す産褥体操など、入院期間中は想像以上に忙しいものです。産後の体の回復や痛みには個人差があるものの、出産後3日目くらいから比較的体がラクになってきて、退院する頃までには、出血や会陰裂傷の痛みといった出産直後、母親たちを悩ますさまざまな症状が落ち着いてくる場合がほとんどです。

■出産後1日目~退院までのスケジュール例・自然分娩の場合（さくら産院）

日程	母親のケア	赤ちゃんのケア（医療的ケアを含む）
1日目	シャワー開始・産褥体操の開始・授乳指導・乳房チェック	授乳開始・母子同室開始・黄疸チェック（※1）・ビタミンK2シロップ投与
2日目～3日目	リラクゼーションマッサージ・産褥体操・退院指導	診察（小児科医）
4日目	沐浴指導・乳房チェック・退院診察	沐浴の実践・ビタミンK2シロップ投与 先天性代謝異常検査

（※1：黄疸チェックで異常が認められる場合には光線療法を行います。）
（施設や希望の有無によって、入院期間中に聴力検査が行われる場合があります）

■出産後１日目～退院までのスケジュール例・帝王切開の場合

日程	医療的処置	母親のケア
１日目	点滴・採血・創部（切開部）の確認・導尿のための管を抜く・清拭・バイタルチェック	水分摂取開始・乳房チェック・直接授乳開始
２日目	創部の確認・バイタルチェック	母親の体の状態が良ければ授乳やオムツ替えなどのケアを開始・授乳指導・おかゆ食開始
３日目～５日目	創部の確認	母子同室開始・普通食に移行・シャワー開始・産褥体操・リラクゼーションマッサージ
６日目	退院診察	沐浴指導

■出産後1日目

母子同室を実践している病院の場合、赤ちゃんや母体の健康に問題がなければ、出産後1日目から母子同室が始まるのが一般的です（母子別室の場合には、授乳の時間だけ、看護師が赤ちゃんを病室に連れてきてくれたり、ナースコールで母親が呼ばれて新生児室に出向きます）。出産後1日目に、病室で母親が行う赤ちゃんのケアには、次のようなものがあります。

・赤ちゃんを抱っこしてあやす
・おむつ替え
・授乳

一方、母親の体はまだまだ回復の途中ですから、体温、脈拍、呼吸、血圧、検温といったバイタルチェックのほか、子宮底の高さや回復状態、悪露の状態のチェック、会陰部の消毒などの診察がありますが、この診察でとくに問題がなければシャワーを浴びることも許可されます。

もし、傷の痛みが強い、便が出ない、痔の痛みがあるなどの症状が出た場合には、恥ずかしからずにきちんと医師に伝え、必要があれば薬を処方してもらいましょう。

また、産後の体の回復を早め、血栓を予防するための産褥体操や、母乳の出を良くし、乳腺炎などの乳房トラブルを防ぐための乳房マッサージなどが始まるのも産後1日目からです。

■入院中の一般的なスケジュール

8：00	朝食
9：30	沐浴指導（退院日）など
10：00	授乳指導・退院指導　など
12：00	昼食
13：00	産褥体操などのレッスン
13：30	検温などのバイタルチェック
15：00	調乳指導　など
18：00	夕食

■出産後2日目〜退院まで

出産後2日目以降は、毎日の診察や検温、傷口の消毒に加え、貧血の検査や尿の検査が行われ、赤ちゃんのお世話をしながら少しずつ、退院後の生活にむけて、助産師によるさまざまな指導が行われます。おもな指導には次のようなものがあります。

●おっぱいケア

・乳管開通マッサージ
・乳首、乳房のマッサージの仕方
・乳首の消毒の仕方
・搾乳の方法

●授乳指導

・授乳時の赤ちゃんの抱き方
・乳首の含ませ方
・母乳の出し方
・授乳のタイミング
・授乳間隔について

・授乳時間について
・げっぷの出し方
・赤ちゃんからの授乳のサインのキャッチの仕方
・赤ちゃんがうまくお乳を飲んでいるかの見極め方
・母乳が足りているかの見極め方
・冷凍母乳の管理、与え方

●調乳指導
・粉ミルクの調入の方法
・哺乳瓶の選び方
・哺乳瓶の含ませ方
・哺乳瓶の消毒の方法

●おむつ替え指導
・おむつに関する知識（選び方など）

・おしり拭きの仕方
・おむつ替えの手順

●沐浴指導（家族で参加可能な場合も）
・沐浴の目的についての説明
・沐浴に望ましい時間帯
・沐浴時間の目安について
・お湯の温度
・沐浴をしてはいけない場合
・事前の準備
・実際の沐浴のさせ方
・沐浴時のおへその清拭の方法
・沐浴後の処置

●退院指導

・退院後の生活で心がけること
・育児について
・今後の家族計画
・悩み相談
・母乳育児について
・赤ちゃんについて
・受診すべき体の変調の目安について

さくら産院ではすべての指導をマンツーマンで行っていますが、多くの病院では退院指導以外は集団で行われる場合が多いようです。そのためもし、不安な部分があれば、退院指導の際に納得できるまで確認しておくようにしましょう。

■帝王切開の場合

帝王切開の場合、入院期間は約5～7日になります。帝王切開の場合は、自然分娩の場合よりも血栓症に対する注意が必要ですが、通常、24時間後位から自力での歩行が許されます。

食事は、最初は流動食から始まりますが、術後2日目くらいからは普通食になるのが一般的です。シャワーは手術後3日目くらいで使用できるようになります。さくら産院の場合は体内で吸収されるタイプの糸で縫合するため、抜糸は必要ありません。帝王切開で分娩をした場合、悪露は自然分娩の場合よりも量が多く、出る期間もやや長くなります

第2章　産褥期の体の変化と『産後ケア』

産褥期の過ごし方が、その後の母親の人生に大きな影響を与えます

産褥期とは？

妊娠中は、外見からも体の変化がわかりますが、出産後、お腹の大きさがある程度元に戻ってしまえば、外見からでは一般の人と大きな違いはなくなります。

しかし、妊娠や出産で大きく変化した母親たちの体の中は、出産したからといってすぐに元に戻るわけではなく、時間をかけて少しずつ回復していきます。その回復するまでに必要な期間がいわゆる『産褥期』と呼ばれるもので、通常、約6～8週間を要します。

■出産直後～産褥期の母親の体と心の変化

	母親の心	母親の体
産後～1週間	気持ちがとても高ぶっている時期なので、強い幸福感に包まれやす	分娩後の疲れが残っているほか、ホルモンバランスの変化や子宮回

	い反面、なにげない言葉に傷ついたり、周囲の人のなにげない態度にひどく腹を立てたりと、気分のムラが激しい。	復時の後陣痛、貧血や会陰裂傷の傷口の痛み、さらに母乳育児による乳首の痛みなどが重なり、妊娠中より体調不良になる場合も。
退院後～産後8週間程度	出産後の無我夢中の時期が過ぎ心にゆとりが生まれる反面、理由もなくイライラしたり、気持ちが晴れない状態が続く場合も。	新生児の世話に追われてとにかく睡眠不足になりがち。この頃ようやく子宮が妊娠前の状態に回復する。
産後8週間程度～5カ月	出産後の来客なども減り、日中赤ちゃんと2人きりの時間が増え、家事などの負担が増すことで孤独感が増し、産後うつになる人がもっとも多く見られる期間。	産後の床上げをし、赤ちゃんの世話を一人で担うことが多くなるため、腰痛や腱鞘炎などが出てくるのもこの時期。早い人の場合、この時期に月経が再開されることも。
産後6カ月以降	産後のホルモンバランスの変化も落ち着き、赤ちゃんとの生活にも	産後の体の変化も落ち着き、順応してくる。体型や体重を妊娠前の

	一定のリズムが産まれてくるので、精神的にも安定してくる	状態に戻すのは、この頃までを目安に。

昔からの言い伝え「床上げ20日」はまさに生活の知恵

みなさんは「床上げ20日」という言葉を聞いたことがあるでしょうか？　まだ自宅出産が一般的だった時代に、産後は布団を敷きっぱなしにして、赤ちゃんのお世話以外は基本的に布団の上で横になって過ごして体を休めていました。そして敷きっぱなしだった布団を片付けて、通常の生活に戻ることを「床上げ」といい、その目安がおよそ産後20日前後だったのです。

昔は産後の母体の回復を科学的に検証したわけではなく、いわば生活の知恵として床上げまでの期間を20日程度としていたのでしょうが、現代医療の水準に照らし合わせてみても、子宮が妊娠前の状態に回復する、骨盤が戻る、そして母乳を出すために必要な成分の分泌が安定してくる時期がおよそ出産後20日程度であることがわかっていますから、母体の産後の回復のためには、まことに理にかなった言い伝えであったといえます。

また、産後20日程度、家事などにわずらわされずに、常に自分のベッドや布団の傍らに赤ちゃんを寝かせて二人で向き合う密な時間を設ければ、赤ちゃんの泣き方によってお腹がすいたのか、おむつが濡れたのかの違いを感じ取るなど、赤ちゃんが発するかすかなサインをキャッチしやすくなり、その後の育児がグンとラクになる場合もあります。

もちろん、20日はひとつの目安ですし、その期間、どこまで家事を控えるかは、洗濯板を使って腰をかがめ、冷水に手を浸して力を込めてゴシゴシ手洗いしていた昔と違い、現代の洗濯はボタン一つで乾燥までできますし、電源さえ入れれば勝手に掃除機が動いてくれ、パソコンのクリック一つでスーパーマーケットから食材が届く現代ですから、その中身には差があって当然です。

しかしその一方で、現代は昔に比べて女性の出産年齢の幅が広がっています。１９８５年には全妊娠の中で高齢出産（35歳以上で初産する場合）が占める割合はわずか7・１％でしたが、２００９年にはその割合は22・５％にまで上昇しています。高齢出産の場合、若い年齢での出産と比較すると、どうしても体力の回復が遅れがちです。そのためむしろ最近では、人によっては床上げまでは1カ月程度、必要である場合もあります。

そのほかにも妊娠中にトラブルがあったり、難産であった場合などは、年齢に関係なく、当然体の回復も遅れます。産後20日程度経過したのだから、さあ、元の生活に戻るぞ！　と、時間だけを目安にするのではなく、自分の体調や専門医と相談しながら、自分なりの床上げまでの期間を設け、その間どのように過ごすかを考えることが大切です。

昔からの言い伝え、うそ？　ホント？

『床上げ20日』だけではなく、妊娠、出産にまつわる昔からの言い伝えや先人の知恵は数多くあります。その中から、現代医学の中でもその正しさが認められているものをいくつかご紹介します。

●産む前に産着を縫わない

このことわざには二つの意味があります。一つは、昔は今に比べて出産時のトラブルも多かったことから、無事に産まれてくる前に産着などを準備してしまうと、万が一のことがあった場合に悲しみが深まってしまうという点です。

そしてもう一つは、産前産後には、針仕事のような目を酷使する作業は避けろという意味があるのです。

産後は体力が低下しているため眼精疲労にもなりやすく、一時的に視力が落ちることがあります。ほとんどの場合は時間がたてば回復していきますが、なかにはそのまま視力が低下してしまったという母親の話も耳にします。現代で目を酷使するものといえば針仕事よりもやはりパソコン、携帯電話が一番。産後１カ月程度までは、あまり使わないように心がけましょう。

●産後は水仕事や洗髪はするな

産後、長時間水に触れていると冷えの原因になるため、体の回復にはあまりよくありません。しかし、昔と違って現代では食器洗いもゴム手袋をはめ、お湯を使ってできますし、温かいお湯でシャワーを浴びることもできます。ですから冷えや立ち仕事はよくないということを理解していれば、過度に神経質になる必要はありません。

産褥期の母親の体の変化

妊娠がわかってから本屋に足を運んで妊娠、出産に関する本を手にとったり、インターネットで関連サイトを検索する母親たちは少なくないでしょう。

しかしそこで、不妊などを中心とした妊娠前に関すること、妊娠期間の過ごし方や出産に関すること、さらには育児に関しては専門の育児雑誌などもあり、非常に細かく情報が提供されているのに、産後の母親の体のことについては、〝産後ダイエット〟についての情報に偏り、体の回復やケアについての情報が極端に少ないことに気づくはずです。

もちろん、医療技術や衛生管理の徹底によって、産後、命の危険にさらされるような重篤な後遺症になるリスクは大きく減りましたが、その分、産褥期の安静がなおざりにされがちです。しかも周囲だけではなく、産褥期の体についての情報不足も手伝って、当の母親たち本人でさえ、出産が終わってしまえば「産み終われば元通り」と考えてしまいがちです。しかし、産褥期に無理をすると、産後の体の回復が遅れるだけではなく、その後、さまざまな体のトラブルを引き起こす可能性があります。

そこでここでは、なぜ産褥期に安静に過ごすことが必要なのか、出産後の体の回復の仕組みから説明していきたいと思います。

産褥期の母親の体は更年期と似てる！　～ホルモンの変化～

産後の母親の体の中で、とりわけダイナミックな変化をみせるのがホルモンです。妊娠中、お腹の中で胎児を育みながら妊娠を維持させるため、胎盤を完成させる働きや排卵を抑制するホルモンが通常の数百倍分泌されます。妊娠中の排卵や子宮収縮を抑制して、妊娠を維持させる働きがあるプロゲステロン（黄体ホルモン）はその代表的なもので、そのほかにも、

妊娠中のホルモンの変化

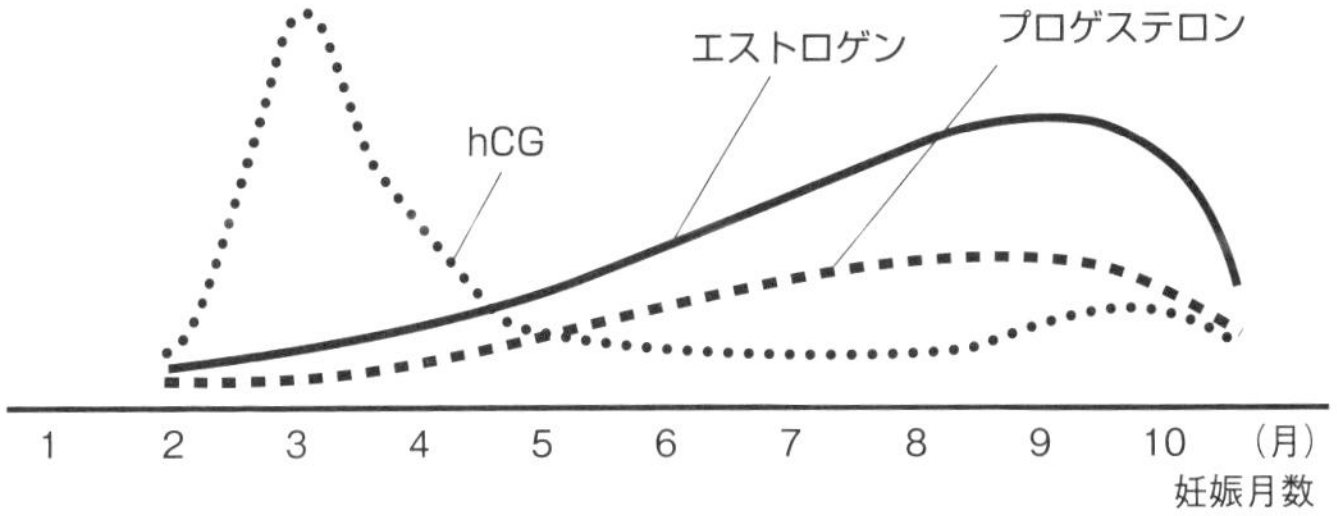

妊娠中のエストラジオールの数値の変化

妊娠週数	数値（pg/ml）
1～16 週	106～5880
17～28 週	2040～19400
29～40 週	7310～46400

妊娠すると子宮の中に作られる胎盤からはエストロゲン（卵胞ホルモン）が分泌されるため、このホルモンの数値も妊娠すると跳ね上がります。そしてエストロゲンが多く分泌されると、エストロゲンに含まれる成分であるエストラジオールいう成分の血中濃度が上昇します。

この数値だけをみても、妊娠中、いかに母親たちの体の中では大きなホルモン分泌の変化がおきているのかがわかると思います。

そして妊娠中に多量に分泌されたホルモンは、出産後、すぐに妊娠前の分泌量に戻るわけではありません。実は産褥期には、妊娠前よりも女性ホルモンの分泌が少なくなっているのです。

普段の何倍も分泌されていたホルモンが、出産後は逆に普段より少なくなってしまうわけですから、その変化はまさにジェットコースターの激しさと同じで、影響は体調面だけではなく、精神面にも及びます。ホルモンの分泌が妊娠前の状態に戻る時期は個人の体質や母乳育児の有無などにより大きく異なりますが、一つの目安となるのが月経の再開です。

産後、月経はどのくらいで再開するもの？

産後、月経や排卵のない期間は個人差があります。その決め手となるのが母乳育児かどうかです。産後、2カ月程度で子宮はほぼ回復します。そのため母乳育児をしていない場合には産後3週間程度で再び排卵が始まり、その後月経が再開する人もいます。ただし、産後すぐはまだまだホルモンバランスも不安定で体力も回復しておらず、加えて育児疲れで寝不足なども重なることから、月経の周期は不安定なのが一般的です。

一方、母乳育児をしている場合には、母乳を飲ませている間は排卵が起きにくいため、なかなか月経は再開しません。研究によると1日5回以上で、1回10分間以上の授乳を続けている場合には排卵が抑制される傾向にあり、そのため月経も再開しづらい傾向があります（個人の体質により、授乳中であっても月経が再開する人もいます）おおまかな目安としては、産後1年、または断乳後３カ月が経過して月経が再開されない場合は、念のため産婦人科に相談すると安心です。

気をつけなければいけないのは、月経が再開する前に排卵があるという点です。つまり月経が再開する前には産後一回目の排卵があるわけですから、産後一度も月経がこない間に妊娠してしまう可能性もあります。すぐに第2子を望んでいない場合には、母乳育児中であっても、月経が再開していなくても、避妊対策をしっかりとしましょう。

産褥期は、まさに子宮が回復する時間　～子宮の変化～

子宮は人間の体の中でも最も伸縮性に優れた筋肉でできています。通常、子宮の大きさは約７cm程度でちょうど鶏卵くらいの大きさですが、胎児の成長と共に少しずつ大きくなっていき、妊娠末期には約30～35cmにまで広がり、容積は５００～１０００倍以上になります。そのため妊娠後期になると、胃のあたりまで子宮が大きくなって食欲が減退してしまうことがあるほどです。

出産で胎児が外に出ると、いったん、おへその下指3本分ほどの場所に収まる程度に急激に縮みます。ところが分娩数時間後にはちょうどおへその位置程度にまで再び大きさが戻り、その後約6～8週間かけてほぼ妊娠前の大きさに戻っていきます。これを『子宮復古』と言います。

また大きさの変化だけではなく、この間、子宮内部でも変化が起きています。妊娠中、子宮の中に胎盤がついている状態のときには、子宮の内側の壁は非常に出血しやすい状態になっていますが、約8週間かけて妊娠前の状態に戻っていきます。

つまり産褥期とは、まさにこの子宮が元の状態に戻るまでの期間ともいえるのです。この子宮復古が思わしくないと、さまざまなトラブルとなって母親の体に表われてきます。

子宮が回復する様子

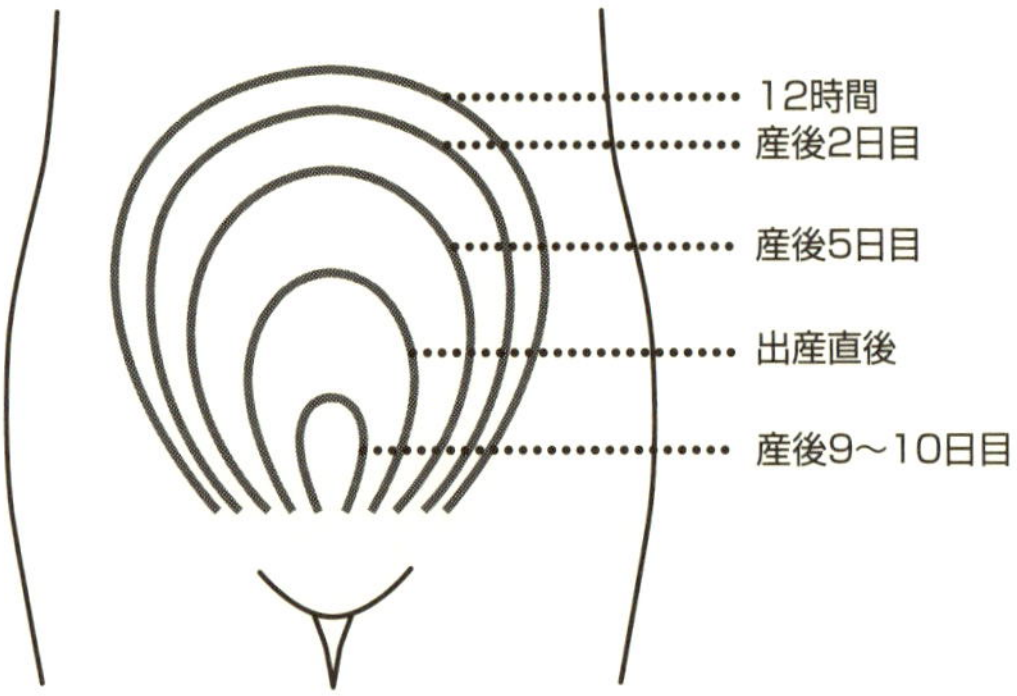

産後、子宮の回復を順調に進めるためには、なにより安静が大切です。また、赤ちゃんに母乳を与えると子宮の筋肉を収縮する働きがあるオキシトシンというホルモンが分泌されるため、子宮の回復が早まります。

産後の体型回復の鍵は骨盤が握っている！　〜骨盤の変化〜

妊娠、出産で子宮が大きくなり、さらに産道が開けば、当然その周囲の筋肉や骨格にも大きな影響を与えます。とくに子宮を取り囲むように存在している骨盤は、妊娠、出産によってもっとも大きな影響を受ける部分です。

実は骨盤は、大きく分けて腸骨、恥骨、仙骨、坐骨の４つの部位から成り立っています。

・腸骨　いわゆる腰骨といわれる部分で、左右に出っ張っている大きな骨。
・恥骨　骨盤の一番下、股間部の上、尿道や膣口の前方に位置している。左右に分かれており、通常は恥骨結合によって左右がつながっている。
・坐骨　椅子に座った時に座面にあたる、左右にある骨。
・仙骨　尾てい骨のすぐ上にあり、骨盤の中心部に位置し、背骨を支えている役割を果たしている。

骨盤の下部には、いわゆる蓋の役割を果たすような骨はなく、通常、蓋のような役割を担っているのは骨盤底筋と呼ばれる組織です。骨盤底筋は恥骨から仙骨の部分までをつなぐハンモック状の筋肉で、子宮や膀胱を支える役目や肛門の収縮にもかかわっている大切な組織です。

骨盤は、妊娠中にそれぞれの骨のつなぎ目が少しずつ緩んでいきます。そして出産時、骨盤は産道を確保するために全開の状態となります。普段は恥骨結合によってつながっている左右の恥骨が分離し、仙骨は後ろ側にせりだしていきます。さらに普段は内蔵を支え、そして妊娠中は胎児を支える大切な役割を担っている骨盤底筋も、産道を確保するため

骨盤の状態

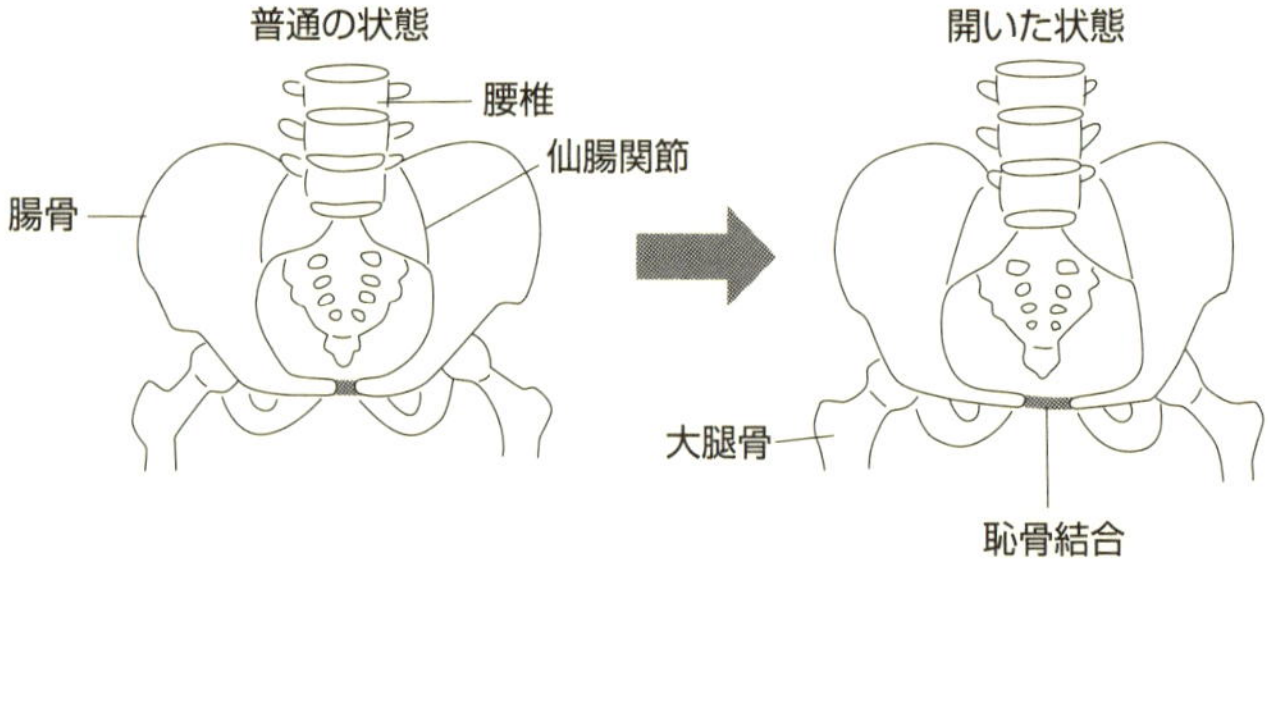

に最大限伸びます。そして産後は、約2カ月～半年もの時間をかけて元の状態まで閉じていきます。

出産で開いた骨盤は、片方ずつ交互に、少しずつ閉じていきます。また、骨盤だけではなく、出産後は骨盤周りの筋肉や靭帯もゆるんでいるので、授乳の姿勢が悪かったり、無理をして立ちっぱなしの姿勢を続けると骨盤が上手に元の状態に戻らなかったり、左右非対称になってしまう、いわゆる〝骨盤のゆがみ〟につながってしまいます。骨盤が閉じる時期に、静かに寝ている時間をとることで、骨盤の回復は早まります。また直立の姿勢は、それだけで骨盤底筋に負荷をかけますから、骨盤だけではなく、骨盤底筋の回復のために

女性の骨盤周り

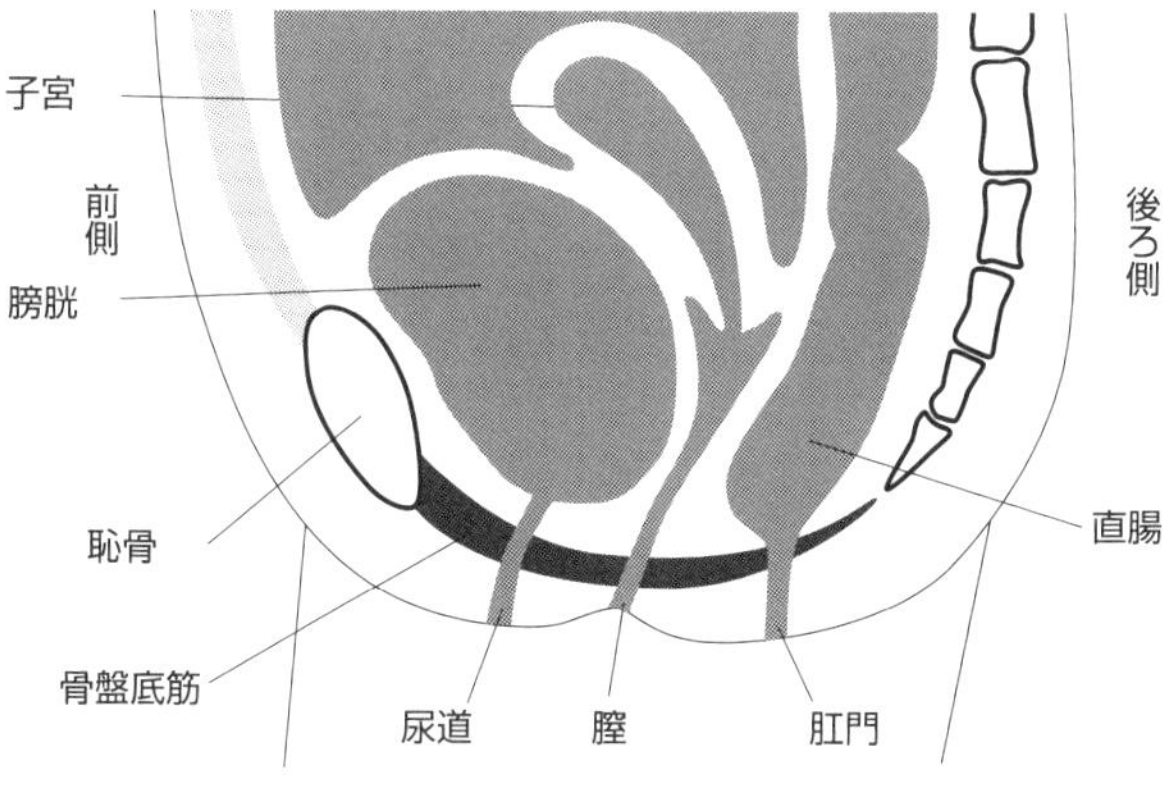

も、産後1カ月程度は無理をせず、安静を保つことが必要になってくるわけです。骨盤のゆがみや骨盤底筋の回復が遅れると、次のような症状につながります。

~骨盤のゆがみが引き起こす症状~
・下半身の血行不良によるむくみ、冷え
・痔
・開いた骨盤に内蔵が入り込んで下腹がぽっこりと出る、ヒップが大きくなる
・腰痛、股関節痛、頭痛、肩こり

~骨盤底筋のゆるみが引き起こす症状~
・尿モレ
・子宮脱、膣脱（子宮や膣などが子宮外や体外に飛び出してくる）
・膣のしまりが悪くなる

日常生活のこんな動作にご用心！

骨盤は、通常の生活の中でもゆがむことはありますが、産後は骨盤やそれを支える周囲の筋肉がゆるんでしまっているため、日常のなにげない動作でもゆがみの原因になることがあります。

～骨盤のゆがみの原因になる動作～

・横座りやぺたんこ座り（女の子座りといわれる姿勢）
・足を組む
・ヒールの高い靴や厚底の靴を履く
・赤ちゃんを骨盤の上に乗せるような姿勢で抱っこする
・イスやソファに腰を丸くして深く座りこむ
・赤ちゃんを抱きあげるときに、かがんだ姿勢をとらず、腰を折るような姿勢をとる
・添い寝したままの授乳（添え乳）

また、産後の安静期には布団やベッドに横になっている時間が長くなりますが、実は起きあがるときの姿勢にも、注意が必要です。

●ベッドや布団から起きあがるときの姿勢

仰向きで寝ている場合には、足のひざを曲げ、そのまま横向きになる
←
横むきになった時に上にきた手を床につき、ひじと腕で上体を支えながら起き、正座の姿勢になる
←
布団で寝ている場合には、正座の姿勢から両膝立ちをし、片方の足を前に出して立ち上がる
←
ベッドの場合には片足ずつ床に足をついて、両足で立ち上がる

よく、〝出産で美しくなる〟など標榜される場合がありますが、妊娠前に骨盤がゆがんでいた場合、骨盤がゆるむこの時期はまさに矯正するチャンス。産後、正しい骨盤ケアで骨盤のゆがみがとれれば、妊娠前より気になる下腹がひっこみ、お尻が小さくなる

可能性もあるわけです。

子宮や骨盤の回復を促す『産褥体操』

産後は安静に過ごすことで子宮や骨盤の回復を促すことを説明してきましたが、長時間横になって同じ姿勢でいると、血液の循環が悪くなったり、筋肉が凝りかたまってしまい肩こりや腰痛につながることもあります。

そこで、産後に無理なくできるだけではなく、子宮や骨盤の回復を促し、気分もリフレッシュさせてくれる運動として考えだされたのが『産褥体操』です。

産褥体操には、お産によって疲れた筋肉をほぐし、妊娠、出産で緩んだ筋肉を再び引き締める、子宮の収縮を促して産後の悪露の排泄をすすめる、子宮や骨盤の緩んでしまった部分の回復を後押しする、血液の循環を良くすることで母乳分泌を促すといった効果があります。ただし、出産後の体の回復には個人差があるため、助産師とよく相談しながら、できることをできる範囲でやることが大切です。

産褥体操

●おなかを引き締める運動

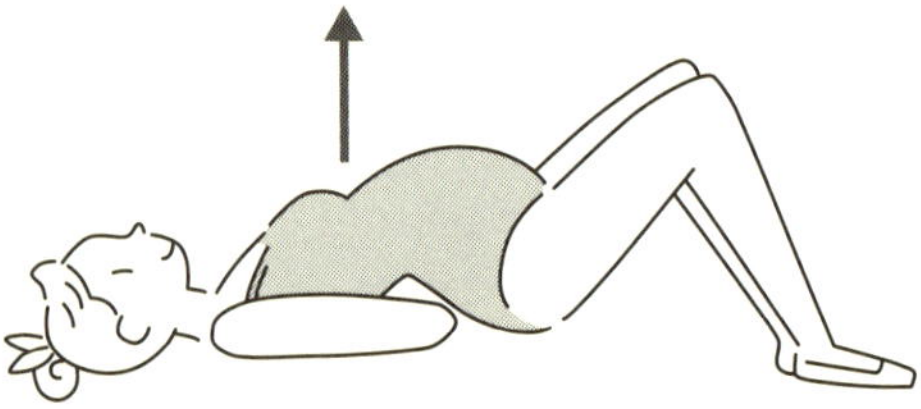

①おしりをつけたままで手は背中の下に、
　胸をそらします。
②もとに戻します。

●肛門を引き締める運動

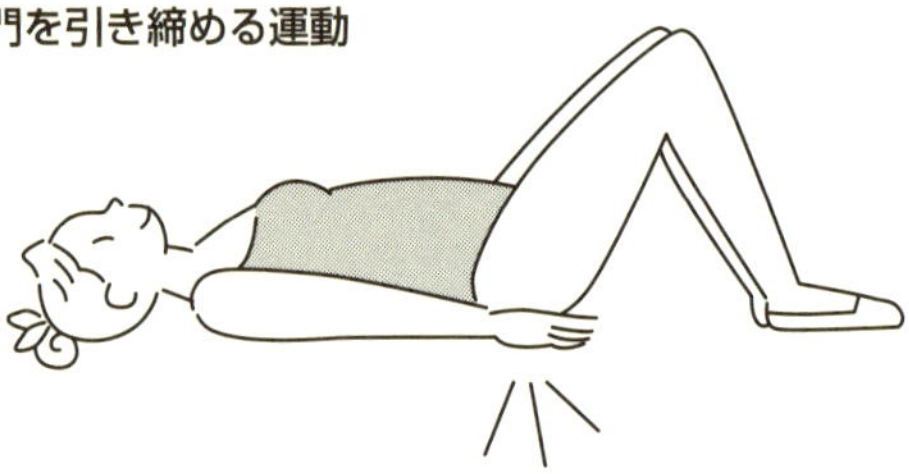

①足を肩幅に広げて肩の力はぬきましょう。
②肛門を引き締めてお尻を上下します。

●骨盤をよじる運動

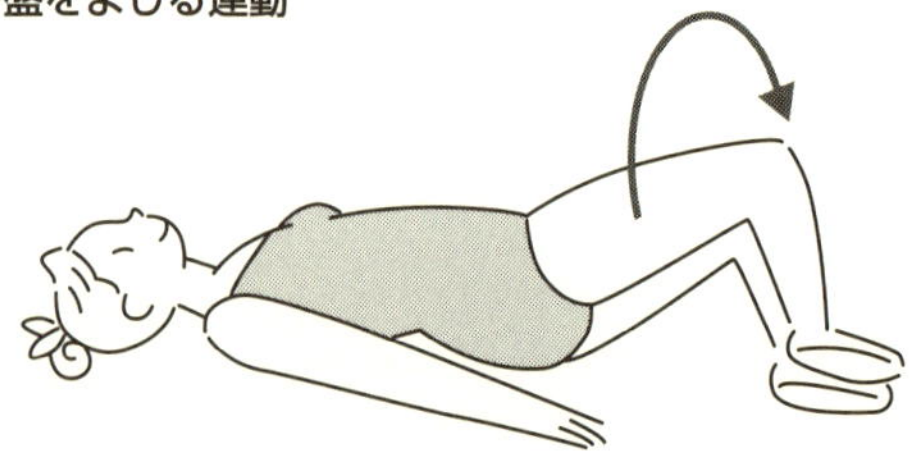

出典：さくら産院ハンドブック

骨盤ベルトで骨盤のゆがみを防ぐ

産後の骨盤のゆがみを防ぐもう一つの方法として、骨盤ベルトを活用する方法があります。ギックリ腰などの経験がある方はわかるかもしれませんが、腰痛があるときに、腰に骨盤ベルトを巻くと痛みが軽減されるだけではなく、立ったり、歩いたりといった動作もずいぶんとラクになります。そのため骨盤ベルトは産後だけではなく、出産に向けて骨盤がゆるみやすくなり始める妊娠中から活用したいグッズの一つです。

～骨盤ベルトに関するQ＆A～

Q．骨盤ベルトは、産後いつ頃から着用すればいいのでしょうか？

A．産後、骨盤ベルトを着用する時期は、一般的には胎盤が出て出血が落ち着いてからとされています。どのタイミングでつけてよいかわからないときには、助産師さんなどに相談してみましょう。帝王切開の場合には、着用時期については医師などに相談し、着用するときには傷の部分を薄手のタオルなどで保護したり、妊娠中に使っていた腹帯などの上から着用すると安心です。

Q．骨盤ベルトは、どこに着用すればいいのでしょうか？

A. 骨盤ベルトは、骨盤の下の部分に着用します。恥骨のすぐ上あたりとイメージするとわかりやすいでしょう。

Q. 骨盤ベルト以外に、骨盤のゆがみを防止するグッズはありますか?

A. あります。その代表的なものが『さらし』です。さらしが良いのは自分の体型や骨盤の戻り具合に合わせて手軽にしめ具合を調整できる点と、なんといっても安価である点です。ただし、助産師さんなどが上手に巻いてくれる入院期間中は問題ありませんが、自宅に帰ってから一人でさらしを上手に巻くのは難しいかもしれません。また、産後1週間程度経過し、自宅に帰ってからは、下着タイプの骨盤矯正グッズも便利です。骨盤のゆがみ防止に効果のある下着には、骨盤から太股にかけてカバーするタイプの骨盤ガードルや骨盤矯正補正下着などがあります。ただし、下着タイプのものを着用する場合には、しめつけすぎると血流が悪くなってしまうので注意が必要です。

Q. 骨盤ベルトを付けると、苦しくなりませんか?

A. 骨盤ベルトは、あまり強くしめつけてはいけません。ベルトを着用してみて、赤ちゃんを抱き上げるといった軽い運動をした時に違和感を覚えない程度に軽くしめるようにします。

Q. 骨盤ベルトは、いつ頃まで着用するといいのでしょうか？

A. 子宮や骨盤の回復には産後１～２カ月程度が必要なので、その頃までを一つの目安とします。

必ずうけたい産後1カ月検診

産後１カ月検診と聞くと、つい、赤ちゃんの検診を思い浮かべてしまいますが、実は産後の１カ月検診では、母親たちの健康チェックも行われます。（産院によっては、産後２週間で一度検診をする場合もあります）

■母親の産後１カ月検診の内容（参考）

・尿検査
・血圧測定
・体重測定
・腹囲計測
・子宮復古の具合を確認（超音波検査や内診）
・会陰裂傷をしている場合は傷口のチェック

・悪露の有無や量などの確認
・栄養相談
・母乳に関する悩み相談
・助産師によるカウンセリング

この検診には一般的に助産師も立ち会うので、母乳のことや育児のことで気になることがあればカウンセリングを受けるようにします。また、なんだか気分がふさぎがちになるといったメンタル面での悩みがある場合にも、こうした場で積極的に相談するようにしたいものです。

産後1カ月検診でとくに異常がなく、体の回復が順調に進んでいる場合には、入浴時に湯船に入ることや、セックスを再開することが許可されます。つまり床上げをして、少しずつ普通の生活に戻ることにゴーサインが出るというわけです。それだけに産後の母親たちとってとても大切な検診なので、必ず受診するようにします。母親たちが検診を受けている間は赤ちゃんを預けられように、できれば夫や祖父母に同行してもらうように事前に準備を整えておきます。

そして次のような症状が出た場合には、1カ月検診を待たずに産院に連絡をします。

・出産後10日以上経過しても、悪露の色も変わらず、量が減らない。または出産後より増えてきた
・強い排尿痛や頻尿など、膀胱炎が疑われる症状がある
・38度以上の発熱があった
・めまい、激しい動機や息切れなど、重度の貧血が疑われる症状が出た
・乳房に激痛がある、ひどく腫れて発熱もあるなど乳腺炎が疑われる症状が出た
・下腹部に強い痛みが続いている
・激しい腰痛がある
・外陰部の痛みがとれない
・帝王切開の傷の痛みが続いている

コラム　――産後１カ月でスケートリンクに戻ってきた安藤美姫さん

２０１３年４月に出産して、はやくも翌月の５月から練習を再開、７月にはスリムな体型でスケーターとしてリンクに戻ってきたフィギアスケートの安藤美姫さんが話題になりました。

当時の報道の中には、専門家のこのような意見も掲載されていました。
「通常、お産した女性の体が落ち着くのは6週間目。その間は産後の肥立ちが悪くなるので運動は控えるものです。出産により筋力は衰え、骨もろくなっている。骨盤が開くことにより体を支える筋肉（インナーマッスル）はゆるんでしまう。産後ケアを怠ると、骨盤が元の位置に戻らず腰痛などで苦しむことにもなる。ホルモンの状態や次の月経がいつ始まるかなど、個人差はありますが、通常の体に戻るには1年ぐらいはかかります」（フィジカルトレーナー平山昌弘氏／日刊ゲンダイより引用）
彼女の場合も、産後1カ月の検診で、子宮や骨盤の回復具合を医師が診て練習再開の時期を判断したと伝えられています。早期の復帰ばかりが注目されていますが、むしろ体を鍛え上げていたアスリートであった彼女でさえも、産後1カ月はしっかりと養生していたという点に、産後養生の大切さが表れているといえるでしょう。

第3章

出産前に知っておきたい産後トラブル

産後の母親たちの体はトラブルが多発します！

産後トラブルの三大テーマ
「ホルモンの変化」「子宮や骨盤の回復」「おっぱいの悩み」

出産後、母親たちの体に起きる変化や不調は、出産直後から始まり、個人差はあるものの、その多くは産褥期まで続きます。また、逆に出産直後は目立った不調はなかったのに、退院して自宅に帰り、赤ちゃんの世話などで無理を重ねることで、後から症状が出てくる場合もあります

産後、母親たちの体に起きるトラブルの原因は、大きく分けてホルモンの変化に伴う体調不良や精神の不安定、子宮や骨盤の回復に伴う症状、おっぱいに関する悩みの三つに分類することができます。

ホルモンの変化が原因で起きるトラブル

ホルモンの変化によって、産褥期に見られる気になるトラブルには、次のようなものがあります。

●白髪や抜け毛

【症　状】産後の抜け毛は誰にでも起きる現象で、決して特別なことではありません。抜け毛のピークは産後2～3カ月から半年といわれています。

【原　因】出産後、授乳を続けていると、発毛作用にもかかわりのあるエストロゲンと呼ばれる女性ホルモンの分泌が抑えられることが原因です。

産後どんなトラブルがありましたか？

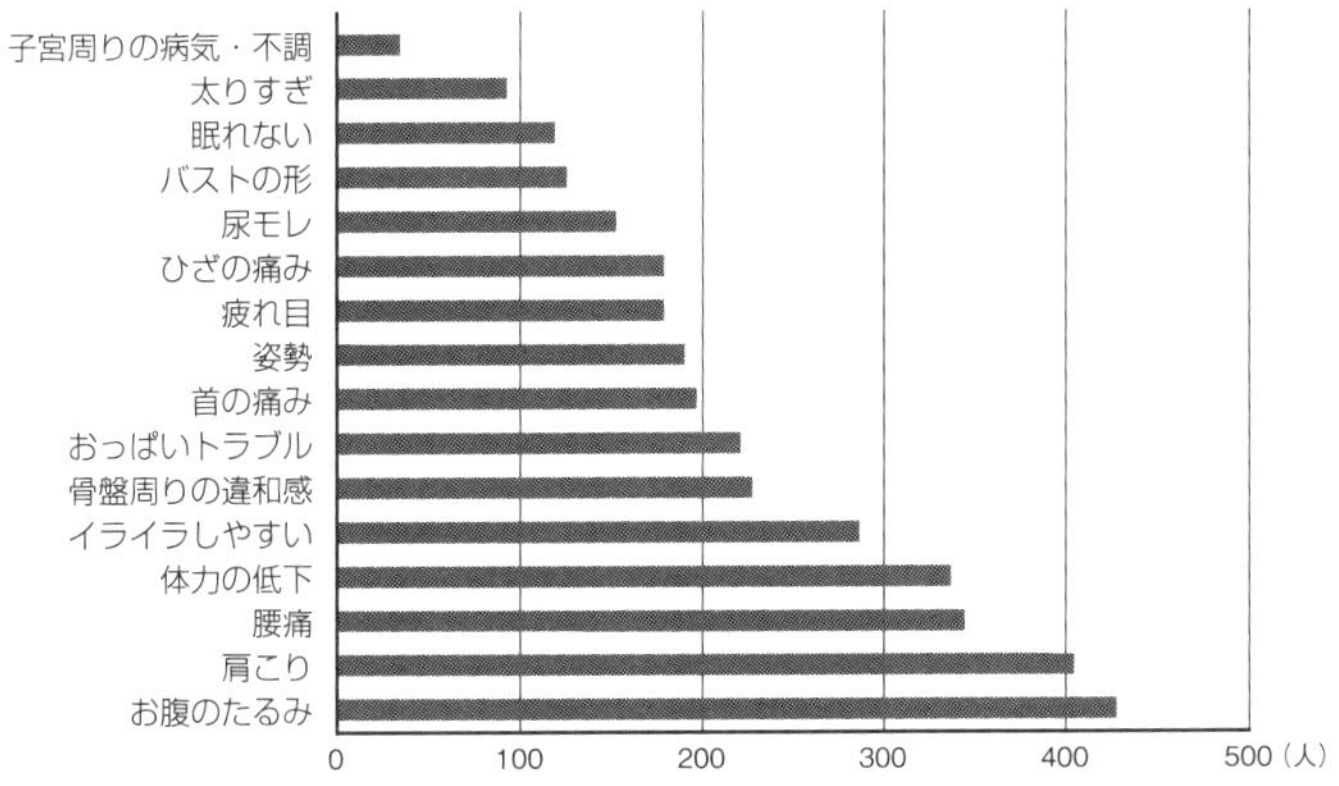

出典：NPO法人マドレボニータ「産後白書プロジェクト」

【対処法】特別なケアをしなくても、排卵が再開し、合わせて生理が再開する頃には、ホルモンが妊娠前の状態に戻るために症状が落ち着いてきます。もし、生理が再開しても抜け毛がひどい場合には、他の疾患が原因となっている場合もあるため、一度医師に相談してみましょう。

●シミの増加、肌荒れ

【症　状】シミの増加は妊婦の年齢にかかわらず妊娠中に見られる症状で、通常、産後はシミが薄くなっていきます。

【原　因】おもな原因はホルモンの変化ですが、出産後の肌荒れは育児に追われて妊娠前に比べて充分なスキンケアができない、不規則な生活や食生活の乱れ、睡眠不足などが原因となります。

【対処法】ホルモンバランスが安定してくる産後3～4カ月後には、妊娠中にできたシミは自然と薄くなってきますが、赤ちゃんを連れて公園などに行く際にUVケアなどを怠ると、そのままシミが定着してしまう場合があるので注意が必要です。

●皮膚の乾燥、かゆみ

【症　状】出産後、肌にうるおいや張りが失われ、乾燥によるかゆみや肌トラブルが起きやすくなります。

【原　因】抜け毛同様、エストロゲンの分泌が抑制されることが原因です。

【対処法】抜け毛同様、生理が再開する頃には症状が落ち着いてきますが、それまでは家事をする時にはゴム手袋を使用したり、こまめにボディークリームを塗るなど、肌を乾燥から守る工夫が大切です

●倦怠感・疲労感

【症　状】十分な睡眠時間をとっても疲労感が抜けない、なにもやる気がおきない、体がなんとなくだるいといった症状が出ることがあります。

【原　因】産後、育児が始まれば、しばらくはまとまった睡眠もとれず、慣れない育児に翻弄されるため、倦怠感や疲労感が溜まるのはある程度しかたありません。しかし倦怠感や疲労感の原因はそればかりではなく、ホルモンバランスの急激な変化にもあります。分娩後は女性ホルモンが急激に減少するため、年齢にかかわりなく、

体が一種の更年期に似た状態になり、そのために倦怠感や疲労感が出ることがあります。

【対処法】授乳が終わり、女性ホルモンの分泌量が回復すれば症状が治まる場合がほとんどですが、日常生活や赤ちゃんの世話にも支障が出るほど重篤な場合には、産後うつや甲状腺の病気など他の原因が考えられるため、早めに医師に相談するようにしましょう。必要な場合には、低用量ピルなどを使って治療を行う場合もあります。

●精神的症状

【症　状】イライラする、不安感が募る、なにもする気が起きない、情緒が不安定になる、不眠、食欲不振などが代表的な症状で、産後うつと呼ばれる重篤な症状が出る場合もあります。こうした精神的症状は、軽症のものを含めれば、3～5割もの人が経験すると言われています。

【原　因】産後にでるさまざまな精神症状の原因は、エストロゲンが急激に減少することで、セロトニンなど脳内神経物質の働きが悪くなることにあるといわれています。

【対処法】ホルモンバランスの安定と共に症状が軽減されることがほとんどですが、症状が重く、つらい時には一人で抱え込まずにパートナーや祖父母、友人、助産師、掛かり付け医などに相談します。また、あまりにつらいときには、少しの時間だけでも赤ちゃんの世話を誰かに頼んで、一人でリラックスできる時間をもつことも必要です。

子宮や骨盤の回復過程や出産の後遺症で起きるトラブル

子宮の回復過程や出産の後遺症で出てくる症状やトラブルには次のようなものがあります。

●後陣痛《こうじんつう》

【症　状】出産後、まるで陣痛のような強い痛みが腹部に出ることから後陣痛と呼ばれています。この痛みは出産直後から始まり、その後１〜４日程度で治まることがほとんどですが、出産直後は痛みがなかったのに、産後３〜４日経過してから痛みが出る場合や、１週間程度痛みが続く場合などさまざまです。痛みの強さにも個人差がありますが、経産婦の方が後陣痛が出やすいと言われています。また、授乳をすると子宮の回復が促されるため、その時に痛みが強くなる場合もあります。

【原　因】胎盤がはがれて剥離部位の出血を止めて、急激に子宮が縮むことが原因で起きます。

【対処法】子宮が順調に回復する過程で出てくる生理的な痛みであり、子宮の回復に伴って症状は自然に消滅していきますが、痛みが強い場合には鎮痛剤が用いられることもあります。

●悪露《おろ》

【症　状】分娩後に、生理のような形で子宮から体外に排出される血液を悪露と呼びます。産後2～3日は量も多いため、産褥パットと呼ばれる大型の生理用ナプキン状のものを使用する場合がほとんどです。その後少しずつ量が減り、さらに色も真っ赤な鮮血色から褐色、淡黄色へと変化していき、およそ産後4～8週間後にはほとんど出なくなります。

悪露の色と量の変化

日数	量	色
出産直後～３日	多量	鮮血色
産後４～７日	毎月の生理程度	赤褐色
産後２～３週間	少量	赤褐色～茶色
産後４週間以降	ほとんどなくなる	クリーム色

【原　因】出産によってはがれた胎盤やリンパ液などが、体外に排出されるために起こる現象です。

【対処法】悪露のケアについては、通常、入院中に助産師による指導がありますが、細菌が繁殖すると、子宮や膣、卵巣などに炎症が起きる場合があるので、悪露が出ている間は、とくに陰部を清潔に保つことが大切です。産後１カ月検診時にまだ大量に出血していたり、強い悪臭がする、生理痛のような痛みがとれないといった場合には、子宮の回復がおもわしくなかったり、感染症を起こしている可能性があるので、医師に相談します。

子宮復古不全について

産後、うまく子宮が回復できない状態を子宮復古不全といいます。原因としてもっとも多いのは、胎盤片や卵膜片などが子宮内に残ってしまっている場合ですが、そのほかにも帝王切開による傷の回復の遅れ、過度の安静、膀胱・直腸に尿や便がたまって膨張している場合、子宮筋腫の合併、子宮内感染、授乳をしていないといった場合や、多胎分娩で通常より子宮が大きくなった場合なども、子宮復古不全を起こしやすくなります。

子宮復古不全の診断は、超音波による画像診断で行われます。この検査により子宮内の残存物や子宮腔内の血液などの貯留の有無、子宮の大きさなどが正確に診断できます。

子宮復古不全と診断された場合には、通常は子宮収縮剤と止血剤による治療を行って様子をみますが、子宮内に胎盤が残っている場合には取り除く処置が行われたり、悪露が滞留している場合には、子宮頸管を広げて流出を促すこともあります。

子宮復古不全と診断された場合には、産後のセックスの再開には医師の指導を仰ぐようにします。子宮が充分に回復していない状態でセックスを再開すると子宮内感染を起こし、子宮内膜炎や卵管炎、腹膜炎などを誘発する可能性があるためです。

●産褥熱

【症　状】産後24時間～10日以内に、38℃以上の熱が２日以上続いた場合に疑われます。昔は産後、産褥熱を出して死亡する妊婦が少なくありませんでしたが、分娩管理や抗生剤の進歩により、現在では産褥熱を発症する例は著しく減少しています。

【原　因】出産時に膣などに生じた傷に細菌が感染して起こります。

【対処法】もし、産後、産褥熱が疑われる症状が出た場合には、速やかに産婦人科を受診します。産褥熱は細菌感染により引き起こされるので、予防法としては、外陰部を常に清潔に保つようにします。

●外陰部の痛みやかゆみ、おりもの

【症　状】産後、外陰部のかゆみを強く感じたり、排尿時にしみるような痛みが出る、気になるおりものが増えたといった症状が出る場合があります。また、会陰切開をした場合や自然に裂けてしまった場合には、傷口が強く痛む場合があります。

【原　因】外陰部のかゆみやおりものの原因として一番多いのが、出産時に膣や外陰部に傷がつき、そこに細菌が感染することで感染症を起こしている場合です。会陰切開をした場合や裂けてしまった場合には、縫合や傷が原因で痛みが出ます。

【対処法】予防や治療には、外陰部を清潔に保つことが一番です。悪露がついたナプキンはこまめに取り替える、排便の後などには温水洗浄便座を使って洗浄する、また入浴時に外陰部を洗う際には、低刺激性の石けんを使って傷がつかないように優しく洗います。下着は木綿などの天然素材で、通気性の良いものが適しています。会陰裂傷（縫合）が痛みの原因の場合には、縫合糸の緊張がとれる産後4～5日からは痛みはほとんど治まります。傷の痛みが激しい時期には、椅子に座る時にドーナツ型の座布団を使うなど、傷口が直接触れない工夫が必要です。

●恥骨痛

【症　状】寝返りや寝ている姿勢から起きあがる時、また歩行時などに恥骨に痛みが出る場合があります。一般的には出産直後から症状が出ますが、痛みが強い場合には、歩行困難になる場合もあります。

【原　因】恥骨は左右に2つの骨があり、この2つは恥骨結合という繊維の束で結ばれています。出産時に、この恥骨結合が離開してしまうと痛みなどの症状がでます。

【対処法】恥骨離開が疑われる場合には、すぐに医師に相談しましょう。骨盤が閉じて元に戻ることで自然に回復する場合もありますが、骨盤コルセットを使用して様子を見る場合もあります。症状が治まるまでは重い荷物などを持たないようにし、赤ちゃんのケアも、最大限パートナーや周囲の協力を仰ぐようにします。

●子宮下垂・子宮脱

【症　状】子宮が通常の位置よりも下がってしまっている状態を子宮下垂、下がった子宮が膣からはみ出してしまった状態を子宮脱といいます。子宮下垂の場合、軽度なものはほとんど自覚症状がありません。ただし、重症になると頻尿や排尿困難といった症状が出る場合があります。子宮脱の場合には、軽くくしゃみをしただけで尿モレをするといった症状を誘発する場合があります。

【原　因】子宮は骨盤の中に位置しており、骨盤底筋群という小さな筋肉の集まりで支えられています。出産によりこの骨盤底筋群の筋力が弱くなったり、筋肉の繊維が断裂して支える力が弱まってしまうことで表れる症状です。子宮下垂や子宮脱は決して珍しい症状ではなく、軽度のものも含めれば、出産経験者の2人に1人は経験するとも言われていますが、とくに多胎、赤ちゃんが3500g以上だった、高齢出産だったといった場合には発症しやすくなります。

【対処法】子宮下垂や子宮脱は、まずは予防が一番大切です。出産直後に骨盤ベルトをつけたり、骨盤底筋体操などで子宮を支える筋肉の回復を促します。

●腰痛

【症　状】腰に痛みが出て、症状がひどくなると寝返りや起きあがることも困難になります。

【原　因】産後の腰痛の原因も、骨盤のゆるみにその一因があります。出産で骨盤がゆるんでいるところに、赤ちゃんを抱っこしたり、授乳をするといった不慣れな姿勢を続けることで、産後はどうしても腰痛を発症しやすくなります。

【対処法】腰痛予防や痛みを軽減するためには、風呂あがりにストレッチをして腰の筋肉を伸ばし、血行を良くすることも大切です。また、腰痛には中腰の姿勢がよくないので、赤ちゃんを抱き上げる時には中腰の姿勢にならないように注意します。床に布団を敷いて赤ちゃんを寝かせている場合には、抱き上げるときにとくに腰に負担がかかるので、必ず床にひざをついた姿勢から抱き上げるようにします。椎間板すべり症などに移行してしまうと、手術が必要になる場合もあるので、気になる痛みが続く場合には、早めに専門医の診断を仰ぐようにします。

●尿モレ・頻尿

【症　状】尿モレは、くしゃみや咳払いをする、赤ちゃんを抱き上げる、重い物を持つといったときに、意図せず尿がモレてしまう状態を指します。頻尿は、今、トイレに行ってきたばかりなのにまたすぐに尿意を感じたり、排尿しても残尿感があってすっきりしないといった症状を指します。

【原　因】お腹の中の赤ちゃんが膀胱を圧迫するため、どうしても妊娠中は尿モレや頻尿が起こりがちですが、実は産後も引き続き、多くの母親たちが尿モレ、頻尿に悩んでいます。産後の尿モレや頻尿の原因は、産道が開くことで尿道口を締める役割のある骨盤底筋が緩んでしまうことや、子宮の位置が元に戻らず、膀胱を圧迫する点にあります。産後の尿モレや頻尿はほとんどの場合一時的な現象で、産後3～4カ月程度で解消していきます。

【対処法】回復を促す方法としては、産褥体操を行い、骨盤底筋を鍛えるのが有効です。そのほか日常生活の中でも、家事をしている時や尿意を感じた時などに、意識して肛門や膣の周囲の筋肉をキュッと締めることを繰り返すことも効果があります。もし、産後半年以上経過してもくしゃみや咳をするたびに尿モレが起きる場合には、産婦人科や泌尿器科に相談してみましょう。

●膀胱炎

【症　状】排尿痛、頻尿、残尿感などがおもな症状ですが、膀胱炎は一度罹ると繰り返しやすくなるため、注意が必要です。

【原　因】膀胱炎は細菌が尿道に侵入することでおきる疾患です。子宮復古の際には悪露が出るため、常に外陰部が湿った状態になり、どうしても細菌が繁殖しやすくなるため、産褥期に起こりやすい疾患の一つです。

【対処法】予防法としては、外陰部を清潔に保つことが一番で、排便をした時などは、前から後ろに一度拭きすることを徹底するといったことも重要です。もし、膀胱炎になってしまい、排尿痛などがある場合には、授乳中であることを説明して、授乳に影響のない薬を処方してもらうようにします。

●膣のゆるみ

【症　状】膣の締りが悪くなる状態を指しますが、頻尿や尿失禁、排尿痛、性交痛などが起きることがあるほか、子宮脱や子宮下垂の一因となる場合もあります。目立った自覚症状はなく、パートナーに指摘されて気付く場合もあります。

【原　因】産道が広がったことで周囲の骨盤底筋などが緩んでしまうことが原因です。赤ちゃんが大きかった、多胎であった、出産回数が多い、高齢出産をした場合などには症状が出やすいといわれています。

【対処法】子宮が元の位置に戻り、骨盤底筋を産褥体操で鍛えることで、ほとんどの場合産後数カ月で問題が解消されます。

乳房・乳首、授乳に関するトラブル

産褥期に限らず、産後の母親たちにとって、おっぱいに関するトラブルは大きな悩みです。母乳が出ない、赤ちゃんがきちんと吸ってくれないといった授乳に関するトラブルだけではなく、おっぱいが張って痛い、乳首が切れて出血したなど、その悩みは多岐に渡り、言い換えれば母乳育児が順調に進めば、育児のストレスの多くが軽減されるといっても過言ではありません。おっぱいに関するトラブルには次のようなものがあります。

●母乳が出ない

出産したら、誰でもすぐに母乳があふれ出るかのように思われがちですが、実際にはそんなことはありません。多くの母親たちが母乳が出ない、量が不足しているのではないかといった悩みを抱えています。

母乳が出る量に関しては、赤ちゃんによっても必要とする量が変わってくるため、1回の授乳で何百CC出ていれば大丈夫といった明確な基準はありません。

乳房のしくみ

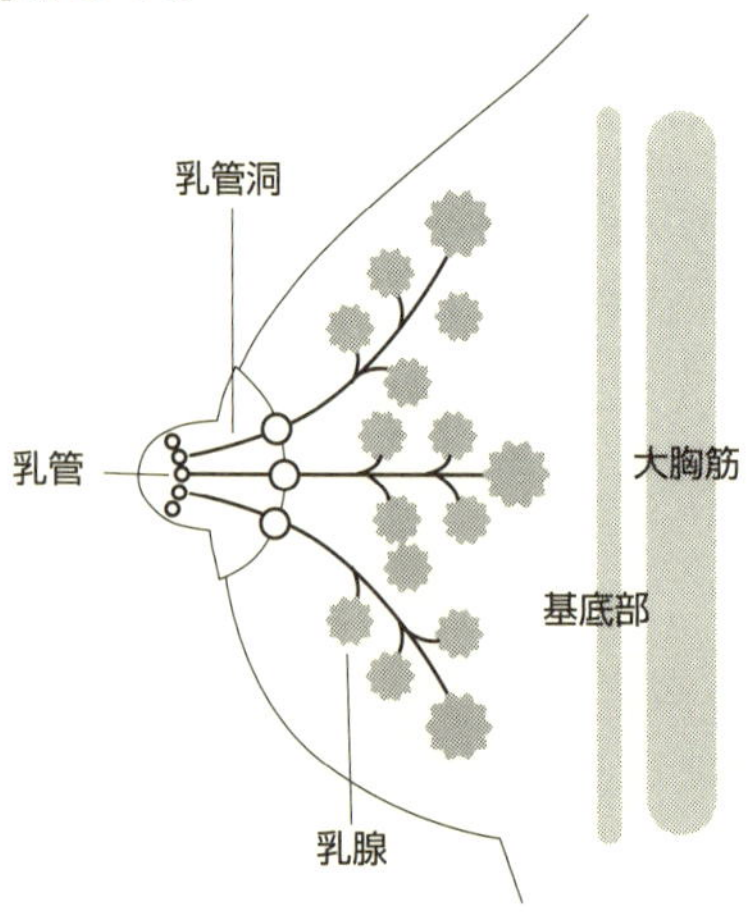

そこで大切な判断材料となるのが、赤ちゃんの様子です。

■母乳が足りていない？　と思ったらここをチェック！

・母乳を与えても泣き続ける
・授乳時間の目安（20～30分）を超えても、いつまでも乳首に吸い付いている
・オシッコの回数が少ない（一日5回以下が目安）、ウンチが数日出ない
・授乳してから1時間程度で、すぐにおっぱいを欲しがる
・赤ちゃんの体重が増えない、増え方がにぶい

これらの項目の症状が、いくつか重なって赤ちゃんにみられるようなら、一度、母乳不足を疑ってみてもいいかもしれません。

【母乳が出づらい原因】

母乳が出なかったり、出ても量が不足するおもな原因には、次のようなものがあります。

・先天的に母乳が出づらい体質
・赤ちゃんが低出生体重児で、出産後医療的なケアが必要だったため、母子分離期間が

あって出産直後に赤ちゃんに直接吸ってもらえなかった
・出産時に出血がひどく、産後貧血状態が続いている
・産後の無理なダイエット
・睡眠不足
・母乳育児にこだわるあまりに逆に強いストレスを受けてしまっている
実際には、これらのいずれか一つが原因になるのではなく、いくつかの要素が積み重なっていることがほとんどです。


【母乳の出を良くする方法】

まずは母乳が出る仕組みを知ることが大切です。妊娠中から分泌されているエストロゲン（卵胞ホルモン）やプロゲステロン（黄体ホルモン）が、出産に向けて母乳を作るために必要な乳腺組織を発達させます。そして出産後は、脳から分泌されたプロラクチンというホルモンの働きにより乳汁が作られ、さらにオキシトシンというホルモンの働きによって母乳は体の外に押し出されていきます。

このオキシトシンは、赤ちゃんがおっぱいを吸ってくれることでより多く分泌されるよう

になります。そのため母乳が出ない場合は、赤ちゃんによく吸ってもらうことが一番の対処法になります。出産直後はあまり母乳の出がよくなくても、根気よく赤ちゃんにおっぱいを吸わせていると、産後３～４日後から母乳の出がよくなっていくことがほとんどです。

また、乳腺組織と大胸筋のさかい目にある基底部と呼ばれる部分をマッサージすることで、母乳の分泌を促す方法もあります。

母乳の出方に関しては、気になることがあれば助産師に相談したり、母乳外来などを活用するのも一つの方法です。

母乳が出るしくみ

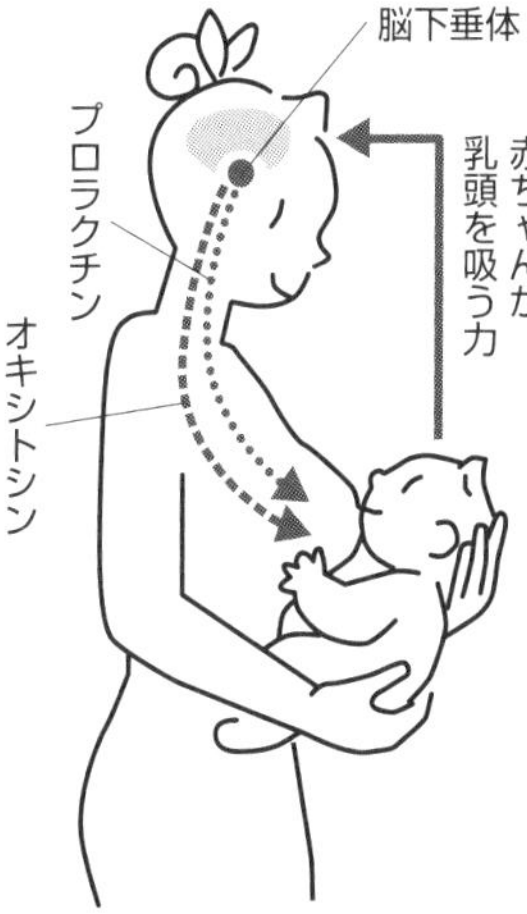

（イラスト：さくら産院ハンドブックより）

母乳育児のメリットとは？

出産をした多くの母親たちが、できれば母乳で育てたいと望んでいます。そして専門家も、できる限り母乳でがんばって！　と応援します。では、母乳育児のメリットとは、どんな点にあるのでしょうか。

1．母乳は赤ちゃんにとって完全食品！

まず、一番に挙げられるメリットは、母乳が赤ちゃんにとって完全食品だという点です。母乳には赤ちゃんに必要とされる乳糖、脂肪、たんぱく質、カルシウム、ビタミン、ミネラルといった栄養素がすべて、赤ちゃんが消化吸収しやすい構造で含まれています。

2．母乳は赤ちゃんの免疫を強化する！

母親が持っている免疫が母乳を通して赤ちゃんに運ばれるため、母乳をあげている間は赤ちゃんが病気にかかりにくいというのも大きなメリットといえます。

3．子宮の回復に役立つ！

母乳を与えることは、赤ちゃんだけではなく、母親にとってもたくさんのメリットがあります。子宮復古の解説にも書きましたが、赤ちゃんに母乳を吸ってもらうと子宮収縮が促されるため、子宮の回復が早くなります。

4．母乳は産後のダイエットに直結！

母乳を出すと大量にカロリーを消費するため、母乳育児はそのまま産後ダイエットにも直結しています。

5．経済的！

そして見逃せないのが経済面です。母親の体で作られる母乳は、基本的には無料。授乳のすべてを粉ミルクでまかなうと、1ヶ月5000円以上はかかるといわれていますから、その差は歴然です。

その他にも、粉ミルクを飲ませるとなると、寒い冬の夜中であっても、キッチンに立ち、哺乳瓶を煮沸し、お湯を沸かして粉ミルクを溶いて、さらにそれを冷ましてと大変な手間がかかります。ところが母乳の場合、親子共に布団に入って寝たままの姿勢で与え、飲み終わったらすぐに再び眠りにつくこともできるわけです。

もちろん、母乳ならではのデメリットもあります。残念ながら父親からは母乳は出ませんから、完全母乳育児を目指す場合、冷凍母乳などを活用するとしても、あまり長時間母親と赤ちゃんが離れているわけにはいかず、職場復帰などを考える時に大きな障害の一つとなります。また、母乳を通じて母親が摂取した栄養分などが母乳に出てしまうため、母乳を与えている間はお酒などの嗜好品は控えることが原則で、そのことにストレスを感じる母親もいます。

このように、母乳育児は赤ちゃんにとっても、母親にとっても大きなメリットがあります。しかし、あまりに母乳育児の素晴らしが強調されるあまり、〝母乳で育てなければ母親失格〟といった、少し行き過ぎた〝母乳信仰〟が一部にあることも事実です。

さまざまなケアをすれば、およそ9割の人は完全母乳育児が可能だと言われています。しかし裏を返せば、どんなにがんばっても約1割の人は母乳が出づらいことになります。母乳は母子のスキンシップにつながり、親子の絆が深まるといわれますが、出ないおっぱいに赤ちゃんがすがりつき、それでもお腹が満たされずにいつも泣いてばかり。母親も母乳が出せないふがいなさを自ら責めて育児がつらくなる……これでは本末転倒です。もちろん、専門家の手も借りて、できる限り母乳育児を実践することは大切なことですが「いざとなったら最近はいい粉ミルクも、母乳を吸うとき同様に顎が鍛えられる哺乳瓶だってある」という程度に気楽に構え、精神的に追い込まれないようにすることも大切です。

●母乳が詰まる

【症　状】乳腺や乳管の一部におっぱいが詰まって、しこりのようになる場合があります。しこりを押すと痛みがあり、母乳を与えるときに、乳首に針で刺したようなチクチクとした痛みが出る場合もあります。

【原　因】母乳の出がいいのに、赤ちゃんがまだうまく吸うことができないことなどが大きな原因となります。また、いつも同じ抱き方で授乳をしていると、一部の乳管からの母乳しか出ないために、残りの乳管の母乳が溜まってしまうために起こりやすくなります。脂肪分や糖分の多い食事、乳製品を多く摂ると母乳に粘り気が出て詰まりやすくなる場合もあります。

【対処法】授乳前に、乳管開通のマッサージをします。また、できれば毎回授乳姿勢を変えて、いろいろな角度から赤ちゃんに吸ってもらうようにします。食事は野菜中心にし、植物性脂肪分を摂取するようにします。

乳管開通のマッサージ方法

1. 乳頭から乳輪までを親指、人差し指、中指の3本でつまみ、ひねりながら引っ張り指を離します。この動作を何度か繰り返します。この時硬い部分があったり、痛みを感じると詰まっている可能性があります。

2. 3本の指でいろんな方向から乳輪～乳頭部分を優しくもみほぐします。

マッサージをしていると、詰まっていた古い母乳が出てくるので、そのまま搾乳します。搾乳するときには、乳房をもんだりしごいたりすると、その刺激でさらに母乳が分泌されて新たな詰まりの原

乳頭・乳輪をやわらかくするマッサージ

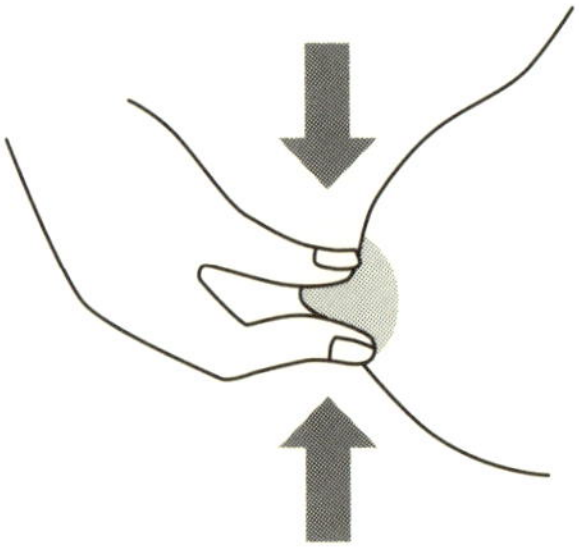

搾乳

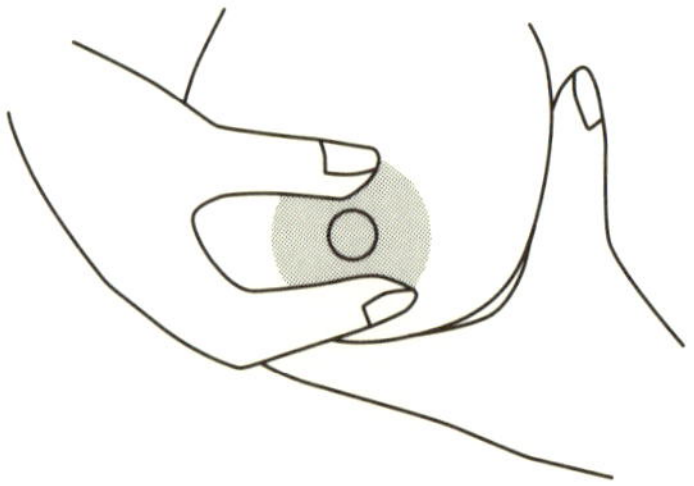

因になるので厳禁です。また、乳頭だけをしごくと乳管が損傷してしまう危険性があるので、必ず乳輪部をしごくようにします。

●乳首が傷ついて授乳の時に痛い

【症　状】乳首に傷がついたり、ひどい場合には切れてしまうことがあります。そのため授乳時に激しい痛みが出ます。

【原　因】授乳開始直後は乳首の皮膚が弱く傷つきやすい状態にあり、さらに授乳に慣れていないために授乳姿勢が悪かったり、赤ちゃんもうまく乳首をくわえることができず、乳首に負担がかかってしまいます。また、いつも同じ抱き方で授乳をすると、乳首の特定の部分に負荷がかかるため、傷がつきやすくなります。赤ちゃんの歯が生えてくると、その歯によって傷がついてしまう場合もあります。乳房から赤ちゃんを離すとき、無理にひっぱると傷がつきやすくなるので注意が必要です。

【対処法】乳管に詰まりがあると乳首が固くなって伸縮性が弱まり、傷がつきやすくなります。そのため乳管開通のマッサージをして詰まりをとり、乳首を柔らかくします。

また、乳頭保護器を使って乳首をカバーしながら授乳する方法もあります。あまりに痛みが強い場合には、母乳を搾乳して哺乳瓶で飲ませるのも一つの対処法です。傷がひどい場合には、産院で赤ちゃんの口に触れても問題のない治療薬を処方してもらいます。

●乳腺炎

【症　状】乳房全体が赤くなって腫れ、カチカチに硬くなります。また一部に痛みを伴うしこりができ、微熱が出る場合もあります。急性化膿性乳腺炎になってしまうと症状はより激しくなり、乳房の痛みと腫れがひどくなり、高熱が出て、炎症が治まった後に膿が出てくることがあります。

【原　因】乳腺炎の一番の原因は、母乳の詰まりです。また、急性化膿性乳腺炎の場合には、細菌が乳頭から乳腺に入り込むことで起こります。

【対処法】乳腺炎の一番の原因は母乳の詰まりなので、赤ちゃんに吸ってもらうのが一番の対処法です。ただし、高熱が出たり、胸がカチンカチンに張って、激しい痛みを伴う場合には早めに受診します。産院で抗生物質を処方される場合がありますが、きちんと服用法や量を守れば赤ちゃんへの影響を心配する必要はありません。

授乳時の抱き方

授乳時の赤ちゃんの抱き方には、大きく分けて4つの方法があります。

●横抱き　赤ちゃんの首を支えながら横向きに抱え、ぴったりと自分の体に密着させ、吸わせるおっぱいと反対側の手で赤ちゃんの頭をしっかりと押さえます。

●縦抱き　母親の足に赤ちゃんをまたがせるような姿勢をとり、首を支えながらお座りさせるようにおっぱいに対して縦の姿勢にして、正面から乳輪部までしっかりくわえさせます。

●わき抱き　クッションなどを使って高さを調整しながら、ちょうどラグビー選手がボールを小脇に抱えるような姿勢をとるため、別名フットボール抱きともいいます。赤ちゃんの首がまだ座らない時期にお勧めの姿勢です。

●添い乳　赤ちゃんと向かい合うように横向きに寝て、赤ちゃんも母親も寝たままの姿勢で授乳する方法です。深夜の授乳の時などによく用いられる姿勢ですが、そのまま寝てしまって、赤ちゃんを窒息させないように注意が必要です。

その他の産後に起こりやすいトラブル

●痔

産後、意外と多くの母親たちが経験しているのが痔です。痔には、いくつかのタイプがあります。

・内痔核　肛門を閉じる役割をするクッション部分がうっ血してできた膨らみ（痔核）が肛門と直腸との境目にある歯状線と呼ばれる部分より内側にできてしまう痔。
・外痔核　痔核が歯状線より外側にできた状態の痔。
・切れ痔　肛門の皮膚が切れたり、裂けた状態になるタイプの痔。

痔のタイプにより症状は異なりますが、内痔核の場合、痛みはほとんどありませんが、排便時に出血があります。外痔核の場合は、逆に痔核が腫れて激しく痛むことがありますが、出血は少なめです。さらに切れ痔の場合は、排便時に、排便後も痛むような激しい痛みと出血があるのが特徴です。

【原　因】妊娠中は、胎児の重みなどで肛門付近の静脈が圧迫され、内痔核が出来やすくなります。さらに妊娠中から産後にかけては便秘になることも多く、どうしても排便が固くなりがちで、これが切れ痔につながります。また、出産時のいきみが原因で、肛門から腸の一部が外に出てしまう脱肛が起きる場合もあります。

【対処法】とにかく肛門の周囲を清潔に保つことが必要です。できれば排便後には、温水洗浄機付きトイレの洗浄機能やお風呂場のシャワーを使って肛門の周囲を洗浄し、その後、治療用の軟膏などを塗ります。産後1カ月以上経過してもひどい痔の症状が繰り返される場合には、専門科を受診するようにしましょう。

●腱鞘炎

産後1年以内にかかることが多い疾患の一つに、腱鞘炎があります。骨と筋肉をつなげて筋肉を動かす働きをする組織の中で、筋肉と骨をつなぐ筋を腱といい、この腱を包んでいるチューブのような組織を腱鞘といいます。腱鞘炎は、この腱鞘に炎症が起きる疾患で、炎症部分に痛みが起きるのが特徴ですが、産後の母親の場合、手首に起きるドゥケルバン腱鞘炎と呼ばれる症状が出る場合がほとんどです。

【原　因】産後、首が座っていない赤ちゃんの頭部を支えたり、搾乳で指を酷使することが一番の原因ですが、産後、ゆるんだ子宮や骨盤を元に戻す効果があるホルモンが分泌され、このホルモンが腱鞘を収縮させることも原因の一つとなっています。

【対処法】炎症が起きている部分を使わないことが一番ですが、育児中はなかなか難しいもの。

そこで抱っこをする時には、手首だけに負担のかかる方法を避けるなど、なるべく手首に負担をかけない工夫が必要です。腫れている場合には患部に消炎作用がある湿布などを貼りますが、内服薬を使って治療する方法もあるので、なるべく早く、整形外科などを受診するようにします。

スリングを活用しよう

赤ちゃんを抱っこする時に、手首への負担を軽減するためのお助けグッズの一つにスリングがあります。スリングとは、正式名称をベビースリングといい、新生児〜体重14kg程度になるまでの赤ちゃんを抱っこするために作られた、布状の抱っこ紐です。さまざまな形のものがありますが、すべて布一枚でできており、布をまとめるためのリング以外、余計な部品はありません（リングがないタイプのスリングもあります）。

スリングのメリットには、次のような点があります。

・スリングの中に入れたままの姿勢で授乳ができるので、負担が少なく、外出先でも周囲の目を気にせずに授乳ができる。

・肩や背中全体で赤ちゃんの体重を支えるので、肩や腰、手首への負担を軽減できる。

・従来の抱っこやおんぶのための用具に比べ、装着や赤ちゃんを抱いたり降ろしたりといった作業がラクにできる。
・体がすっぽり包まれ、さらに抱っこをしてくれる人との密着度も高いので、赤ちゃんが安心感を得ることができる。

最近では種類も豊富になってきているので、購入を検討する場合にはできれば実際に赤ちゃんを入れて試着をしてみて、素材感や使い心地が合うものを選ぶと安心です。

また、実際にスリングから赤ちゃんが転落してしまったといった事故例も報告されていますから、使用する際には正しい使用法を十分に理解し、スリングの中で抱っこしているときには必ず赤ちゃんの体に手を添える、スリングで抱っこした姿勢のまま走ったり、飛び回ったりしない、リングの劣化がないかなど、定期的に点検するといった点に配慮が必要です。

●貧血

【症　状】産後、体がだるい、寒気がする、めまいや息切れが激しい、冷えを強く感じる、耳鳴り、肩こりがひどいといった症状が出た場合には、育児疲れだけではなく、貧血の可能性が疑われます。

【原　因】妊娠中期を過ぎると、約40％の妊婦が貧血状態になるともいわれますが、妊娠中の貧血状態が産後もそのまま継続していたり、分娩時や産褥時の大量出血などがおもな原因です。

【対処法】血液を作る鉄分、タンパク質、銅、マンガン、ビタミンB12、葉酸などを含む食品を多く摂取するように心がけます。また、必要に応じて鉄剤を服用する場合もあります。貧血の治療につながる食材には、次のようなものがあります。

●貧血治療によい食材

レバー・卵・牡蠣・あさり・しじみ・きくらげ・ほうれん草・のり・ひじき・大豆・ごま・アスパラガス・ブロッコリー・バナナなど。

マタニティーブルーと産後うつの違い

出産は本来、新たな命を迎える幸せな出来事であるはず。痛く、苦しい出産を経て、わが子を胸に抱いた瞬間は、まさに人生の中で一番幸せで、輝いている時間であるともいえます。

しかし最近よく、ニュースなどでも『産後うつ』という言葉を耳にすることがあると思います。また、これとは別に従来から『マタニティーブルー』という言葉もあります。

ホルモンの変化に伴って産後おこりやすいトラブルのページでもご紹介したように、産後、急に涙もろくなったり、理由のないイライラを募らせたり、これからの子育てに対する不安で押しつぶされそうな気持ちなることは、出産経験のある母親ならば、多くが経験することです。そこでここでは、産後の母親に起こりやすい、心のトラブルについて少し詳しく紹介していきます。

マタニティーブルーは生理的現象、産後うつは疾患

よく、マタニティーブルーと産後うつが同様なものとして扱われることがありますが、実はマタニティーブルーと産後うつは異なる性質をもっています。

■マタニティーブルー

人によっては妊娠中からそうした症状が出る場合もありますが、一般的には出産時の興奮状態が落ち着く産後3日目位から、わけもなくイライラしたり、悲しくなって涙がとまらなくなる、不眠、食欲不振という症状が出ますが、産後1カ月ほどを目安にこうした症状は少

しずつ消えていきます。マタニティーブルーは、人によって症状の強弱はあるものの、約5~8割の母親が経験するとも言われています。

原因は、産後は、妊娠中に盛んに分泌されていた女性ホルモンが急激に低下し、体が一種の更年期障害のような状態になります。それが自律神経系に影響し、その影響が感情の変化として表れることで起こります。

そのほかにも、分娩や不慣れな育児の疲れ、睡眠不足、出産後は外に出て気分転換ができずに孤独感や不安などが重なることも原因になります。

マタニティーブルーは、ホルモンの変化による一種の生理的現象の一種ですから、医療的処置を行わなくてもおおむね1~2週間、長くても産後1カ月程度を目安として、ホルモンの状態が通常に戻っていき、さらに育児にも少しずつ慣れていけば症状も改善されていきます。

ただし、マタニティーブルーからそのまま産後うつへと移行してしまう場合もあるため、必要と感じた場合には専門医や助産師のカウンセリングを受けるようにします。もし、周囲に信頼のおける身内や友人がいれば、つらい気持ちを誰かに吐き出すだけでも症状が改善される場合があります。

■産後うつ

マタニティーブルーが出産直後から症状が出るのに対し、産後うつは、一般的には産後数週間を経てから発症するのが特徴です。

おもな特徴的な症状には、次のようなものがあります。

・わけもなく気分が沈む
・周囲に対して興味や関心が向かない
・不安感や緊張感を常に感じる
・献立を考えるなど、今まで普通にできていたことができなくなる
・おしゃれに気をくばらなくなる
・不眠や食欲不振
・強い疲労感
・必要以上に自分を責める
・育児をする気がおきず、赤ちゃんが泣いても世話をする気になれない

これらの症状が出て、2週間程度経っても改善されない、もしくは悪化する一方となった

場合、産後うつが疑われます。マタニティーブルーと違い、産後うつはうつ病の一種であり、きちんと向き合って治療すべき精神疾患だといえますが、軽・中度の症状のものがほとんどで、重度の症状がでることは稀です。しかし出産をした母親たちの約1割に産後うつが疑われる症状がでるともいわれており、誰しも発症する可能性があります。

一般的なうつ病と同様に、産後うつの明確な発症原因は不明です。ただし、次のような要素がある場合には、発症しやすいと言われています。

・早産、難産など、出産時にトラブルがあった
・望まない妊娠であった
・パートナーや周囲のサポートが得られない
・経済的に不安を抱えている
・過去にうつ病の疾患歴がある
・生理前後に精神的に不安定になりやすかった
・妊娠中にもうつ病や不安障害を発症した
・なにごとも一人で抱え込んでしまう性格である
・几帳面で、なんでもきちんとやらないと気がすまない

・妊娠、出産のためにやりがいを持っていた仕事を断念した

産後うつは、医療的な治療を受けなくても、セルフケアや周囲のサポートを受ければ発症から3～6カ月程度で回復に向かう場合も少なくありませんが、赤ちゃんが1歳になった段階でまだ産後うつの状態が続いている場合も、全体の4人に1人に及ぶとも言われています。

産後うつが疑われる場合には、専門医に早めに相談するようにしたいものですが、専門病院を受診する時間がない、なんとなく行きづらいという場合には、かかりつけの産婦人科医や助産師にまずは相談してみましょう。また、専門医がうまく見つけられないという場合には、地域の保健所に相談すれば紹介してくれます。

【産後うつセルフチェック】

このセルフチェックは、欧米で開発された「エジンバラ産後うつ病質問票」（EPDS）と呼ばれるもので、実際に医療現場でも使用されています。（※原文は英語であるため、設問の表現は一部意訳しています）

■過去7日間にあなたが感じたことに最も近い答えにアンダーラインを引いてください。

必ず10項目に答えてください。

【質問】

1．笑うことができたし、ユーモアも理解できたか？

(0)いつもと同様にできた　(1)あまりできなかった

(2)明らかにできなかった　(3)まったくできなかった

2．何かする事を楽しみにして待つことができたか？

(0)いつもと同様にできた　(1)あまりできなかった

(2)明らかにできなかった　(3)まったくできなかった

3．物事がうまくいかなかったとき，自分を不必要に責めてしまった

(3)はい、たいていそうだった　(2)はい、ときどきそうだった

(1)いいえ、あまりたびたびではない　(0)いいえ、そうではなかった

4．はっきりとした理由もないのに不安になったり、心配してしまった
(0)いいえ、そうではなかった　(1)ほとんどそうではなかった
(2)はい、ときどきあった　(3)はい、しょっちゅうあった

5．はっきりした理由もないのに恐怖感に襲われた
(3)はい，しょっちゅうあった　(2)はい，ときどきあった
(1)いいえ，めったになかった　(0)いいえ，まったくなかった

6．することがたくさんあって大変だと感じた
(3)はい，たいてい対処できなかった
(2)はい，いつものようにはうまく対処できなかった
(1)いいえ，たいていうまく対処した　(0)いいえ，普段通りに対処した

7．不安感などが募り、眠りづらかった
(3)はい、ほとんどいつもそうだった　(2)はい、ときどきそうだった

(1)いいえ、あまりたびたびではなかった　(0)いいえ、まったくなかった

8．悲しくなったり、惨めな気持ちに襲われた
(3)はい、たいていそうだった　(2)はい、かなりしばしばそうだった
(1)いいえ、あまりたびたびではなかった　(0)いいえ、まったくそうではなかった

9．不幸せな気持ちになり、泣くのを止めることができなかった
(3)はい、たいていそうだった　(2)はい、かなりしばしばそうだった
(1)ほんのときどきあった　(0)いいえ、まったくそうではなかった

10．自分自身を傷つけたいという考えが頭に浮かんできた
(3)はい。かなりしばしばそうだった　(2)ときどきそうだった
(1)めったになかった　(0)まったくなかった

各質問とも4段階の評価で、10項目の( )内の点数を合計してください。質問表で9点以上

（欧米では10～13点以上）の場合、産後うつ病の疑いと判断します。（セルフチェックの場合にはあくまで目安の一つと考え、気になる点があれば専門家に相談してみましょう）

【産後うつのセルフケア】

産後うつを疑われる症状がある場合には、次のようなセルフケアを試してみましょう。

・周囲の人間にきちんとＳＯＳを発信してみる
・赤ちゃんが寝ている時には、なるべく自分も睡眠や休息を取る
・規則正しく食事をとる
・地域の育児サークルや託児付きのイベントなどに積極的に参加してみる
・家事や買い物、赤ちゃんの世話に、積極的に周囲の手を借りる
・運動をする

【母親を支えるために周囲の人ができること】

・じっくりと時間をかけて母親の話を聞き、ありのままを受け止めてあげる
・できる範囲で家事や育児を手助けする

・安易に「がんばれ」といった励ましをしない
・焦らずに治療にあたれるように、周囲の人間もゆとりをもって構える
・以前より家事ができるようになった、食欲が出てきたといった小さいな改善の傾向をしっかりとらえてほめる
・支えることがつらくなったら、周囲の人間も専門家に相談をしてみる

【産後うつに悩んだ時に役立つ機関・サイト】
■ペンギン父親・プロジェクト
http://www.fathering.jp/sangoutu/
■母親ブルーネットワーク
http://www.mama-blue.net/modules/xhld0/
■エンゼル110番
http://www.angel110.jp/
■ママさん110番
03-3222-2120（平日12：00〜13：00を除く10：00〜16：00）

気になる産後の夫婦生活Q＆A

産後、気になる問題の一つに夫婦生活の問題があります。最近は妊娠中から両親学級などに参加し、さらに立ち会い出産で誕生の喜びを分かち合い、産後も積極的に育児にかかわる〝イクメン〟も増えていますが、そうなると逆に「周囲の父親たちは協力的なのに、なんでうちの夫はなにもしてくれないの！」と、不満を募らせる母親も増えてきます。

また産後、赤ちゃんを連れて外出もままならず、コーヒー一杯ゆっくりと飲む時間もとれない母親を尻目に、仕事とはいえ連日深夜まで帰ってこない、休日は趣味の活動に出かけてしまうなど、子どもが産まれる前となんら変わらぬ生活を続けている夫に、母親たちのストレスは増すばかりというケースも少なくありません。そこで気になる産後の夫婦生活について、Q＆Aでご紹介します。

Q．産後のセックスはいつ頃から再開してもいいのでしょうか？

A．一般的には、産後の１カ月健診で問題がなければ、医師からも再開の許可が出る場合がほとんどです。それ以前は、出産によりできた膣の傷が回復していない場合があり、その状態でセックスを再開すると、感染症のリスクが高まります。再開に医師のＯＫが出た場合でも、産後１カ月では母親たちは体力もまだ回復途中で、さらに帝王切開や会陰裂傷（縫合）を行った場合には傷口の痛みや違和感が続いている場合もあります。ペニスの挿入の有無だけが大切なのではなく、スキンシップだけでも満足を得られる場合もあるので、再開の時期については、夫と十分話し合う機会を設けてみましょう。また、この時期は女性ホルモンの分泌が減少しているため、母親の性欲は減退する傾向にあり、さらに膣が濡れにくい状態にあります。もし、性交痛を感じるようであれば、潤滑ゼリーやローションを活用するのも一つの方法です。

Ｑ．出産時に会陰裂傷（縫合）をしましたが、セックスによって傷口が開いてしまう心配はないのでしょうか？

Ａ．１カ月健診で医師からセックス再開のＯＫが出た状態であれば、傷口が開いてしまう心配はまずありません。

Ｑ．出産を経験すると、膣がゆるんでしまうのでしょうか？

A. 出産直後は、どうしても多少膣がゆるむことは避けられません。しかし時間の経過と共に回復していくので、あまり気にする必要はありません。産褥体操や骨盤ベルトなどを活用して骨盤を締める努力をする、骨盤底筋を鍛えるエクササイズを産後すぐから始めれば、回復に効果的です。

Q. 産後にセックスレスになることが多いと聞きましたが…

A. 確かに産後のセックスレスがきっかけとなって、その後もずっとセックスレスの状態が続いたり、そのことが原因で離婚問題にまで発展してしまうケースが実際にありま す。産後、セックスレスに陥りやすい原因には、次のような点があります。

〔母親たちの理由〕

・産後の一時期は女性ホルモンが急激に低下してしまうため、母親の性欲が減退する
・育児疲れで母親がまったくそんな気にならない
・育児や家事にまったく非協力的な夫がいやでたまらない
・一度は再開してみたが、痛いばかりでセックスがつらくてしかたがない

〔父親たちの理由〕
・母乳を与えている妻の姿を見ていると、性の対象として見られない
・産後、医師の許可が出たので妻を誘ってみても、いつも拒否されて傷ついてしまった
・立ち会い出産をしたら、妻に対してそんな気が起きなくなってしまった
〔夫婦共通の理由〕
・隣で寝ている子どもが気になって、夫婦共にその気にならない

性の問題はまさに人それぞれで、こうすれば産後のセックスレスを解消できるという方法は残念ながらありません。ただ、男性の中には、出産をしてしまえば体も心もすぐに元に戻るだろうと思っている人も少なくないので、妊娠中から、出産後は育児疲れだけではなく、ホルモンが減少して女性はなかなかその気になりづらいことや、膣が濡れづらく、性交痛も起こりやすいことなどをきちんと夫に説明するようにしましょう。

また、実は育児に夫が非協力的であるなど、日常生活の中での夫に対する不満が、妻自身、気づかぬうちにセックスを拒否するという形で表れてしまう場合があります。自分が夫とのセックスを苦痛に感じる原因がどこにあるのか、妻自身も一度じっくりと自分の心のうちを

見直してみてもいいでしょう。

逆に妻はセックスを求めているのに、夫が拒否するという場合もあります。理由はさまざまでしょうが、やはり産後、忙しいからといってあまりに身なりに気を配らなければ、女性としての魅力を失ってしまいます。また、男性の性はメンタルの影響が大きいので、可能であれば、子どもが寝ている部屋とはその時だけでも夫婦の寝室は別にする、状況が許せばたまには子どもを預けて外でデートをするといったように、環境を変えるのも一つの方法です。

また、育児で疲れていてどうしても拒否してしまう場合でも「育児で疲れているのよ！」などときつく拒否するのではなく、夫の気持ちに配慮して言葉を選び、スキンシップをするなど、夫を傷つけない方法を模索してみることも大切です。

第4章　産後の母親と赤ちゃんを支える『産後ケア』

自宅での産褥期の過ごし方

退院～産後1カ月検診までの過ごし方

●退院～1週間

・母親はできる限り授乳やおむつ替えなど最小限の赤ちゃんの世話をするだけにして、休養を一番に心がける。
・できれば赤ちゃんと母親だけで安静に過ごせる産褥ルームやコーナーを作り、常時布団は敷いたまま、いつでも横になって体を休める環境を作る。
・服装は、授乳用のパジャマなどで一日過ごしてOK。
・浴槽につかっての入浴はまだNG。ただし、シャワーは可能。
・布団の上で簡単な産褥体操などを行うと、子宮の回復に役立つだけではなく、気分のリフレッシュにもつながる。
・量は少なくなってくるものの、まだ悪露は出るので、陰部の衛生に気を配る。

●１週間～２週間

・少しずつ家事を始めても大丈夫。ただし、疲れたらすぐに横になれるように、産褥ルームはそのままに、布団もまだ敷きっぱなしの方が望ましい。

・近所に買い物に出る程度は可能に。

・家事や買い物をする際には、一つの目安として、赤ちゃんの体重より重い物を持たないことを心がける。

・体調的には出産前に戻ったような気分になることもあるが、無理をすると急に悪露が増えたり、発熱したりとまだまだ体に変調を起こしやすい時期なので注意が必要。

・入浴は、まだシャワーだけにとどめる。

・体に痛みや不調を感じた場合には、１カ月検診まで待たずに早めに受診する。

●２週間～１カ月検診

・だんだんと普段どおりの生活に戻っていける時期で、外出も可能に。ただし、できるだけ車で移動したり、夫や家族に同伴してもらえると安心。

・１カ月検診を受けて医師の許可がおり、入浴や産後のセックスが再開できる。

・この時期になるとようやく悪露が出なくなるが、この時期にまだ量が多かったり、レバー状の悪露が出るといった場合には受診を。
・母乳を続けている場合には、この時期にはまだ月経が再開されない場合が多い。ただし、月経がくる前に排卵はおきているので、次の子供を望まない場合には避妊が必要。

産後1カ月検診までは「安静が第一」!

産後すぐの赤ちゃんは、まだ昼夜の別がついていていません。個人差はありますが、うんちは1日5～10回、おしっこはそれ以上する場合もあります。

つまり、産褥期の赤ちゃんの一日は「泣く→授乳→おむつ交換→寝かしつけ→就寝→泣く」を2～3時間のサイクルの中で繰り返すことになります。しかもその2～3時間の中には授乳時間、おむつ替えの時間、泣いている赤ちゃんをあやす時間、そして寝かしつけの時間が含まれますから、母親たちは本当に

退院後の新生児と母親の一日

0：00	おむつ替え・授乳
3：00	おむつ替え・授乳
6：00	おむつ替え・授乳
8：00	おむつ替え・授乳
10：00	おむつ替え・授乳
12：00	おむつ替え・授乳
14：00	おむつ替え・授乳
16：00	おむつ替え・授乳
18：00	おむつ替え・授乳・沐浴
20：00	おむつ替え・授乳
22：00	おむつ替え・授乳

赤ちゃんのお世話だけで手一杯になります。

それでも生後2週間目頃までは昼間を問わずによく寝ます。生後0カ月の赤ちゃんの場合、睡眠時間の平均は約16時間程度といわれています。生後3週間目頃からは起きている時間も増えてきて、それに伴い泣いている時間が増えたり、昼夜逆転して、昼間は比較的良く寝ているのに夜はなかなか寝てくれないという赤ちゃんも増えてきます。

この時期、母親は休めるときにはとにかく体を横にして休息をとることが体の回復のために必要なことです。極端にいえば、起きあがるのは授乳やおむつ替えといった赤ちゃんの世話、そしてトイレや食事のときぐらいにしたほうがよいくらいです。入院中、どんなに安静にしていても、自宅に帰ったらすぐに家事から育児まで全部自分で担って動き回ってしまっては意味がありません。入院生活を送って自宅に戻ると、台所に山と積まれた食器や部屋の隅にたまったほこりなどがどうしても気になってしまいますが、〝産後の女性は女王様〟と思って安静に努めるようにします。

〝安静〟ってなに？　まるわかりＱ＆Ａ

病院などでよく「安静にしてください」と言われますが、実際にはどんな状態を安静というのか、わかっているようでわかっていないもの。そこで〇×方式で、産後の安静の中身についてご紹介します。

Q. ゆっくりとリビングのソファーに座って長時間テレビを見るのは？

× 安静の定義の一つに「重力に逆らわずに体を横たえた状態」というものがあります。座った姿勢は、実は安静の範疇に入りません。

Q. 布団やベッドの中で横になりながらスマートフォンをいじるのは？

× 目を使うと体に負担がかかるため、安静状態ではなくなってしまいます。布団やベッドの中からテレビを見続けるのも同様です。

Q. 寝たままの姿勢で簡単な産褥体操をするのは？

〇 体に負担がかからない姿勢で軽度に運動を行うことは、子宮の回復を早めます。

Q. 二階の部屋に寝ています。トイレやキッチンが一階にしかないので階段の昇降が必要ですが…

× トイレのたびに階段の上り下りをすることは体の負担となります。住宅事情などで避けられない場合もありますが、可能な限り、産後横になって過ごす部屋はトイレのある階に設けるようにしましょう。実際には上の子の世話があったり、家事を助けてくれる人がいなかったりと、思いどおりにはいかない場合も多いはずですが、理想としてはこのくらい徹底した方がいいという中身を知って、なるべく実践できるように、入院中から準備を心がけたいものです。

安静に過ごせる環境作り ～産褥ルームの作り方～

退院後、自宅で安静に過ごすために大切なのが環境作りです。そこで産後1カ月、赤ちゃんと母親が過ごす部屋に求められるものについてご紹介していきます。
「我が家は狭いから、赤ちゃんと母親が安静に過ごせる空間を確保するなんて無理」という場合もあるかもしれませんが、逆に部屋が狭ければ、ちょっと手を伸ばせばあらゆる物に手がとどいて便利！　という考え方もできます。それでも住宅事情によっては難しい場合もありますが、少しの工夫で意外と簡単に実現できる場合もあるので、出産前から夫婦でよく話し合い準備しておきましょう。

［産褥ルームの作り方］
退院後、赤ちゃんと母親が産褥期を安静に過ごすためには、可能であれば専用の部屋やス

ペースを確保することが望まれます。ただし、現実的には住宅事情によりなかなか難しいのが実情ですが、もし、退院後、家の中に産褥ルームを作る場合には次のような点を心がけて下さい。

■最適な場所は？

一戸建ての家の場合、二階の方が静かに過ごせていいだろうと考えがちですが、風呂場やトイレ、そしてキッチンなどが一階にしかない場合には、階段の上り下りなどで必然的に安静が妨げられてしまいます。また、ほかの家族はいつも一階のリビングで過ごしているのに、赤ちゃんと母親だけが二階の部屋にいるのでは、赤ちゃんが泣いた時などに気づいてもらいづらく、母親も孤独に陥りがちです。産褥ルームは、リビングの横の部屋など、寝ながらでもほかの家族と交流できる場所に設けるのがベターです。

■部屋の明るさは？

一日中、日光が燦々と降り注ぐような明るい部屋がいいと考えてしまいがちですが、明るすぎる部屋は、母親だけではなく、赤ちゃんの目にも刺激となってしまいます。退院後1週間程度は、あまり部屋を明るくしすぎないように心がけます。

■部屋の環境は？

授乳やおむつ替えのたびに別の部屋に行って必要なものを揃えずに済むように、手が届く範囲に次のような物をあらかじめ置いておくと便利です。

タオル数枚・おむつ（布おむつの場合はおむつカバーの予備も）・お尻拭き・母親用の軽食や飲料・携帯電話・ゴミ箱・赤ちゃんの着替え・洗濯物入れ・箱ティッシュ

■その他の注意点は？
家族に喫煙者がいたり、母親自身が喫煙者である場合には、できれば禁煙をお願いしたいところですが、無理な場合にはせめて産褥ルームやコーナーには煙草の煙をいれない分煙を徹底しましょう。

また、ペットがいる場合には、その部屋になるべくペットを入れない工夫が必要です。そしてできれば布団ではなく、柵付きのベビーベッドを使用したほうが安心です。

産後の生活を誰に支えてもらう？

産後1カ月程度、母親は家事もやらずに休養が必要と言っても、人間が生活している以上、掃除、洗濯、家事、さらに上の子がいる場合にはその世話……と、日常生活のやるべきことは待ってはくれません。そこで必要になるのが、出産前から出産後の入院期間を含め、誰に産後の生活を支えてもらうのかを夫婦や周囲と話し合って、必要な準備を整えるという作業です。

［ケース1　里帰り出産］

一般的に里帰り出産とは、出産前に実家（もしくは義父母宅）に帰省し、帰省先の近くにある施設で出産し、産後1カ月検診程度までを目安に、父母など身内のサポートを受けながら過ごす出産スタイルを指します。日本では里帰り出産をして、産後ケアは実母や義母にお願いするというパターンがまだまだ一番多いのが現状です。

里帰り出産のメリット、デメリットには、次のような点があります。

■里帰り出産のメリット

1．出産、子育ての経験者である実母や義母が側にいてくれるため、出産やその後の子育てを含め、心強い。

2．退院後の産褥期、家事や子育てのサポートをお願いできるので、休養に専念できる。

■里帰り出産のデメリット

1．母親だけが里帰りする場合、物理的に赤ちゃんと父親が産後1カ月程度離れてしまうため、親としての自覚が芽生えづらい

2．実家が遠方にある場合、妊娠後期に飛行機などでの長時間の移動が必要になり、母体に負担がかかる。

また最近は、昔に比べて里帰り出産が減少傾向にあるとも指摘されています。それにはいくつかの理由があるようです。

■里帰り出産をしづらくなってきている理由

1．全国的に出産をできる施設が減っており、とくに地方においては実家の近くに出産をできる施設がないケースも増えている。また少数の施設に妊婦が殺到するため、妊娠初期から定期的に検診を受けている妊婦でなければ、出産を受け入れてもらえないケースが増えている。

2．年齢が高くなっても働き続ける女性が増えており、わざわざ里帰り出産をしても世話をしてくれるはずの母親が日中不在で、赤ちゃんのケアや家事のサポートが期待でき

ない。

3. 高齢出産の場合、比例して祖父母の年齢も高くなるため、健康上の理由から赤ちゃんのケアや家事のサポートをお願いできない。

4. 時代の変化が激しく、親世代とは大きくライフスタイルや子育て感が変化しており、実家の生活サイクルに合わせたり、子育てに祖父母が介入することにストレスを感じる母親が増えている。

■里帰り出産に必要な準備

もし里帰り出産を希望する場合には、なるべく早い段階から準備にとりかかる必要があります。必要な準備には以下のようなものがあります。

・妊娠が判明したら、なるべく早い段階で里帰り出産をするのか、しないのかを決める。そして必ず実家にも受け入れ可能かを確認する。

・里帰り出産を選択した場合には、すみやかに実家近くで出産可能な施設があるのかを確認し、受け入りについて問い合わせをする。

・受け入れ病院が決まった場合には、できれば妊娠中期までに一度はその病院で検診を受けておく。また、普段検診を受けている病院に里帰り出産をする旨を早めに伝え、紹介状や書類の手続きについて必要事項を確認しておく。

・ハイリスク出産の場合には、里帰り出産が可能かどうか医師に確認する。また、出産施設を選択する際には、ＮＩＣＵ（新生児集中治療室）が併設されているか、または近くにＮＩＣＵ併設の施設があるかを確認しておくと安心。

・移動時に母体への負担などを考慮し、医師と相談しながら、なるべく34週程度をメドに実家に移る。

・母親だけが実家に戻る場合には、ゴミ出しの曜日など、最低限必要な家事を父親にきちんと仕込んでおく。

・上の子がいて一緒に実家に戻る場合には、通っている幼稚園などへの連絡も忘れずに。

祖父母にとって孫は確かに可愛い存在ですが、「孫は来て嬉しい、帰って嬉しい」などと言われるように、乳児のお世話は年齢を重ねた祖父母には体力的にきついのも事実です。しかも普段は夫婦二人でノンビリと暮らしていたのに、食事や洗濯といった家事の負担も増えます。「親なんだから世話してくれて当然」と思わずに、感謝の言葉を伝えたり、場合にとっては生活費代わりに旅行券や商品券などを寸志として渡すといった気遣いを心がけたいものです。

【体験談】Aさんの場合　里帰り出産で救われました！

我が家の場合、上にすでに男の子がいたのですが、第2子の出産で双子であることが判明。実家は自営業で母も一日中お店に出ていたのですが、双子の世話に加えて上の子の世話までするのは厳しいことや、夫も仕事上泊まり勤務もあるため、里帰り出産を選択しました。

上の子の時に育児を経験しているわけですが、双子の育児は想像以上に大変でした。二人が同時に寝て、起きてくれるわけではないので、とにかく寝る時間がない！　上の子の時は子どもが寝たら私も一緒に仮眠をとって休養をとっていましたが、その仮眠の時間すらないんです。わずかな時間、うつらうつらしたら、赤ちゃんの泣き声で起きるという繰り返しでした。

そんな毎日の繰り返しで、体力が限界にきていたのでしょう。目を覚ましたら、なんと5時間も経過しているではありませんか！　あわてて傍らをみるとスヤスヤと寝ている赤ちゃん、そして枕元にはミルクをあげた形跡が……慌てて母に確認すると「赤ちゃんがすごい勢いで泣いてもまったく起きなかったので、ミルク、あげておいたよ」とのこと。やはり出産直後は常に見守ってくれる人がいるだけでもどれだけ安心なのかを実感させられた体験でした。

［ケース2　実母、義母に自宅に来てもらう］

お互いがいわゆる〝スープの冷めない距離〟だったり、通うのにあまり負担のない距離に住んでいる場合には、日中、父親が仕事に行っている間に自宅に来てもらって家事サポートを受けるというパターンもあります。

ただしこの場合、サポートする祖父母には往復の負担がかかるほか、娘の家と自宅の両方の家事をこなさなければならなくなるため、こちらが思う以上に疲労や負担を感じる祖父母も少なくないようです。〝近所なんだから〟と軽く考えず、来てもらうのは週に2～3日にするなど、なるべく負担を軽減する方法を双方で話し合ってみましょう。

また、娘の家とはいえ、あくまで別所帯。調味料の場所から洗濯機の使い方まで、手伝いに来てくれる人にとっては勝手がわからないことばかりです。手伝ってくれるのは嬉しいけれど、少しでも寝ておきたいときにいちいち「塩はどこ」「洗濯機が動かない」と聞きにこられるのはお互いのストレスの原因になります。自宅でサポートをお願いする場合には、夫も含め、家電の使い方などを事前に教えておくと便利です。

【体験談】　Bさんの場合　連絡不十分で小姑がイジメに?!

我が家の場合、二世帯住宅だったので必要な時には上の2人の子どものケアを含め、階下の義母やそこに同居している小姑にお願いできたので産後は里帰りせずに自宅で過ごしました。

上の子2人は当時幼稚園でしたが、日ごろから園バスを使っているので送迎といっても集合場所までのわずかな距離だと思って、とくに打ち合わせもせずに気軽な気持ちで小姑にお願いしていました。

しかしある日、持ち物がよくわからなかった小姑が、とりあえず余分に持たせておけば間違いないだろうと体育のない日に運動着を持たせたら…　集合場所で〝ボスママ〟に「＊＊ちゃんの家ではプリントもご覧になっていないのかしら。余分な荷物を持たせられた＊＊ちゃん、かわいそうだこと！」と嫌味を言われたと愚痴をこぼされてしまいました。身内といえども人にお願いするときには、よく打ち合わせをしておくことが大切だなと実感しました。

［ケース３　産褥シッターサービスを依頼する］

通常のベビーシッターサービスの場合、仕事は赤ちゃんのケアだけに限定されますが、産褥シッターサービスの場合には、赤ちゃんのケアに加えて料理や洗濯・買い物といった家事をお願いすることもできます。

メリットとしては、やはり赤ちゃんのケアだけではなく家事をお願いできる点や、ベテランのシッターさんが来てくれたときに、育児のノウハウも教えてもらえるといった点があります。

デメリットとしては、他人が家の中に入ることに負担を感じるといった点や、経済的負担があげられます。ただし、最近はＮＰＯ法人や社会福祉協議会が母体となってサービスを提供している場合もあり、こうした団体に依頼するとコストを抑えることができますが、その分依頼できることに制限が多い場合があることにも留意しましょう。そして産後に利用を考えている場合には、妊娠中からしっかりと依頼先を探しておくことも大切です。

さらに最近では、専門の研修を受け、家事の代行や赤ちゃんの世話だけではなく、出産後の母親の体やメンタルケアを含めて、まさに産後の母親をまるごと支える存在となることを目指す産後ドゥーラと呼ばれるサービスもあります。

［ケース4　家事代行サービスを依頼する］

赤ちゃんの世話だけなら夫婦や、必要な時に身内や友人のサポートを受ければ乗り切れそうだけれど、なんといっても毎日の家事が心配……という場合には、家事のみをアウトソーシングする方法もあります。家政婦さんのように家事を丸ごと依頼する場合だけではなく、宅配弁当、清掃サービスなど、家事の一部分だけを外部に依頼する方法もあります。

また地域によっては、インターネットを通じてスーパーマーケットからコンビニエンスストア、そしてデパ地下グルメまで宅配を依頼できるので、こうした便利なサービスも上手に活用したいものです。

［ケース5　夫婦で乗り切る］

夫が会社員や公務員といったいわゆる勤め人である場合に、産褥期の一番大変なときに育児休暇をとってもらい、夫婦だけでこの時期を乗り切るという方法もあります。

ただし、育児休暇を取得する男性はまだまだ少数派であるのも現実。２０１２年度分として厚生労働省が発表した数字によると、男性の育児休暇取得率はわずか1・89％に過ぎません。

ただし、2011年にNPO法人ファザーリング・ジャパンが行った調査によると、育児休暇という形ではなく、有休といった形で連続して会社を休むいわば〝隠れ育休〟を取得する人は46・6％にのぼるといいますから、会社や本人に育児休暇の取得に抵抗がある場合には、リフレッシュ休暇や有休の取得といった形で3日〜1週間程度会社を休んでサポートするといった方法も検討できるかもしれません。

育児休業取得率の男女別推移

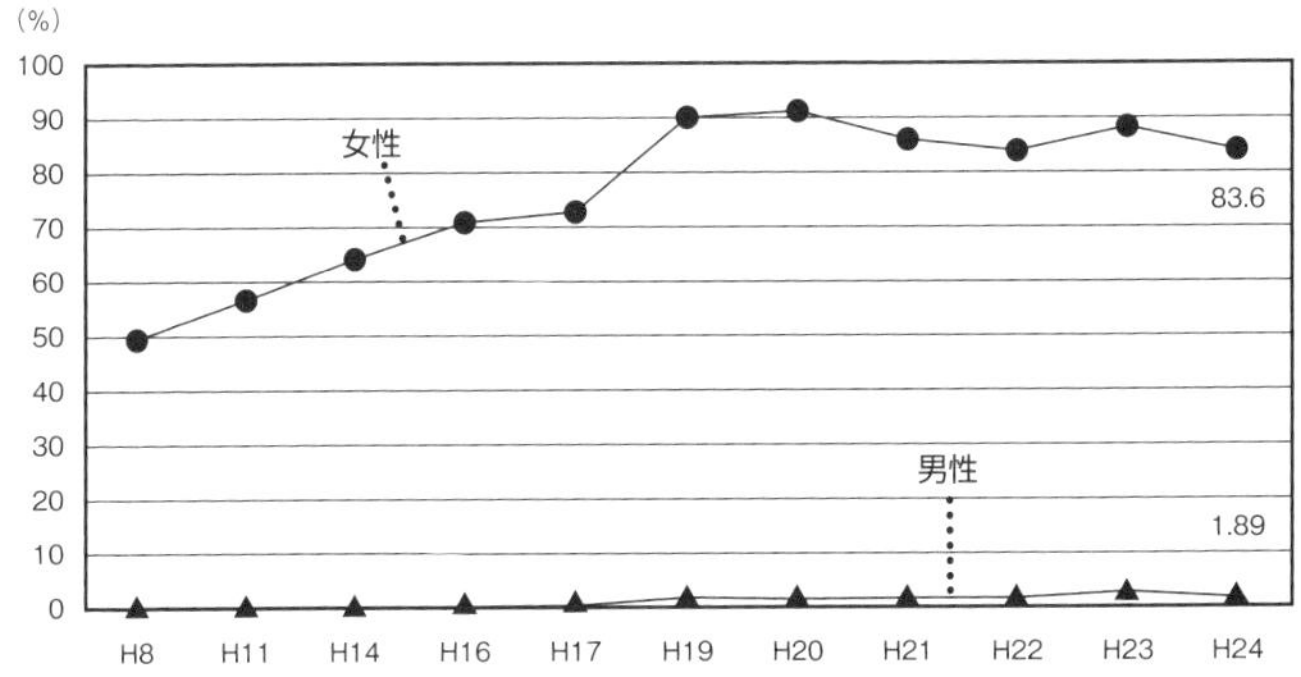

厚生労働省「雇用均等基本調査」の各年度より

父親必読！　産褥期の妻の心身はデリケート！

おめでたいはずの出産。ところが最近、出産が契機となって夫婦の間に溝ができ、離婚にまで至ってしまう〝産後クライシス〟が話題になっており、なかには里帰り出産をしたまま、もう家には戻らずにそのまま離婚をしてしまう〝里帰り離婚〟なる造語が生まれるほど、出産後に夫婦の危機を迎えるケースが増えてきているようです。ベネッセコーポレーションのアンケート調査によると、「私は配偶者といると本当に愛していると実感する」という質問に対して、妊娠期の妻の74・2％が「あてはまる」と回答した一方で、出産後で子どもが0歳児期の妻は同じ質問に対して「あてはまる」と回答した割合が42・3％まで下落してしまうという結果が出ています。一方で夫は、妊娠期において「あてはまる」と回答した割合は75・3％で、0歳児期でも夫は62・6％と妻ほどの落ち込みはなく、出産後、相手に対する愛情について、男女間で大きな差が出る実態が浮き彫りになりました。

この原因の一つとして考えられるのが、男性の、産褥期の女性の体に対する認識の不足です。妊娠期は、外見からも体の変化を感じることができますし、その大変さは容易に想像することができます。ところが出産後は、産めばすぐに元の体に戻っているのだろうと考えてしまう男性も少なくないのではないでしょうか?

これまでご紹介してきたように、出産後の女性の体はおよそ6週間程度かけてゆっくりと元の状態に回復していきます。外見はお腹もへこみ、元に戻ったように見えても、いわば子宮は傷ついた状態であり、出血も続いています。またホルモンの状態も不安定で、その影響で気分の浮き沈みも激しくなります。加えて慣れぬ育児、睡眠不足が追い打ちをかけるわけですから、精神的にも肉体的にも、出産前の状態とはまったく異なっているわけです。このことを知って妻に接するのと、知らずに出産前と同様の態度で接するのとではおそらく大きな違いがあるはずです。

女性の産後の状態について、また、どのように接したらよいのかといったことについて悩んでいる場合には、この本もそうですが、最近では夫向けの書籍も出版されていますし、出産前に両親学級に通ったり、退院相談の時に助産師に相談してみるのも一つの方法です。初めての子の場合は、母親だけではなく、父親だって子育て一年生。わからないことがあれば、父親も積極的に助産師などの専門家にアドバイスを求めていいのです。

［ケース6　産後入院］

２０１３年に女優の小雪さんが第２子を出産後、韓国で専門施設に入って産褥期を過ごしたことでにわかに注目を集めた産後入院。核家族化で祖父母のサポートが受けられない人の増加、高齢出産による体力の回復の遅れ、外出もままならず、なにかと孤立しがちな出産直後の母親を心身両面でサポートし、赤ちゃんのケアも学べる産後入院は、児童虐待の予防や少子化対策にもなるとして、国や自治体も入院費用を補助する支援に乗り出すなど、日本でもこれからサービスの広がりが期待されています。この産後入院施設については、次章で詳しくご紹介していきます。

第5章

日本型の新しい産後ケアセンターを目指して
～さくら産後院誕生までの歩み～

産後ケアの実状

なぜ、産後ケア施設が注目を集めているのか

今までご紹介してきたように、産後、とくに出産後2カ月までの産褥期は母体の回復、母乳育児の確立、赤ちゃんとの絆を深め、生活リズムを作るといったさまざまな点からもとても大切な時期です。生活全般において周囲のサポートが必要なこの時期、以前は多くの家庭が里帰り出産に代表される、祖父母を中心としたいわゆる身内のサポートによってなんとか乗り切ってきました。しかし逆の見方をすれば、身内で問題を処理してきたからこそ、日本においてはなかなか産後ケアについて社会で支えるという仕組み作りがなおざりにされてきたのではないでしょうか。

しかし核家族化、祖父母世代の、とくに女性の勤労者率の高まり、さらには高齢出産の場合には支えるべき祖父母も高齢で孫の世話が難しいといった状況も増えており、もはや産後を身内だけで支えることが困難な状況になっています。

さらに私は、児童虐待という観点からも、産後ケアの在り方を考える必要があると思っています。２０１４年９月に厚生労働省が発表した数値によると、２０１２年度に親からの虐待を受けて死亡した子どもは51人。そのうち０歳児は22人（43％）で、半数の11人は生後24時間以内に自宅などで死亡しており、虐待死での加害者は、実母が38人（75％）で最も多く、実父が３人（６％）となっています。こうした事例の多くは望まない妊娠であった場合が多く、加害の動機として多かったのが「保護を怠ったことによる死亡」と「泣きやまないことにいらだったため」というものでした。またこの51人のほかに、無理心中（心中による虐待として扱われる）が未遂を含めて29例、39人に及んでおり、主たる加害者は実母が24人（61・５％）と最も多く、次いで実父が６人（15・４％）、そして動機として多かったのは（複数回答可）「保護者自身の精神疾患、精神不安」、「経済的困窮」が各12人（30・８％）という結果が出ています。もちろん、そのすべてが産褥期の過ごし方に原因の根本があって精神疾患を発症しているわけではないでしょうが、産後うつが回復しないままうつ状態が続いた結果、心中にまで至ってしまったケースも含まれているかもしれません。

そうしたさまざまな社会的背景もあり、近年、ようやく日本においても産後ケアを社会で支える仕組みが求められ始め、その一つの選択肢として、産後ケア施設にも注目が集まり始めているのです。

諸外国の産後ケアの取り組み

ＷＨＯの報告によると、正常分娩の場合、産後、医療的管理下におくことが必要なのは分娩後２日前後とされています。ＯＥＣＤのデータでは、加盟国における産後入院の平均日数は３・98日で、日本はもっとも長く入院させておく国の一つです。そのため多くの先進国では、いち早く、産後ケアを社会で支える仕組みに取り組んでいます。ここではそのいくつかをご紹介します。

■イギリス・ドイツ

イギリスでは、一般的に出産後問題がなければ翌日退院で、経産婦の場合には産後６時間で退院するといったケースもある。退院後はミッドワイフ（Midwife）と呼ばれる、日本における助産師と同様の役割の専門家が、地域によって多少システムの違いはあるものの、通常は産後10日間程度は基本的に毎日自宅を訪問し、母親に対しては子宮の戻り具合のチェック、バイタルチェック、問診、育児相談などを行い、赤ちゃんに対しては発育状態、おっぱいの飲み方、授乳回数や排泄回数、そして黄疸のチェックなどを行う。ドイツなども同様のシステムで、ヘバメと呼ばれる専門家が退院後３日程度は連日、その後も産後１カ月程度までは定期的に自宅を訪問し、母子の健康面から精神面までのケアを行っている。

■カナダ

出産後、自力でトイレに行けるようになってから24時間で退院が可能（帝王切開の場合は３日後）。産後はイギリス同様 midwife やコミュニティーナースが自宅を訪問して母子のケアにあたる。また、カナダのほかアメリカなどでもドゥーラと呼ばれる役割の人がいて、産後だけではなく、妊娠期、分娩時にも身体的、心理的、社会的なサポートを行っている。ただし、midwife などと違い、ドゥーラは医療スタッフではないので、血圧測定や胎児の黄疸チェックといった医療行為は行うことができず、原則として費用は全額自費負担。

■ノルウェー

ノルウェーでは分娩後異常がないと判断されれば、病院の周囲にある、病院と連携した産後ケアを提供する施設で過ごすことができ、ここでは希望すれば家族と共に過ごすことも可能である。

■オランダ

オランダは自宅出産率が約30％で、産後についても政府が自宅で産後ケアを受けることを促進している。助産師によるケアのほか、母子の健康管理や育児指導、家事援助も行ってくれるクラームゾルフ（kraamverzorgenden）サービスを活用できる。利用可能な期間は産後24～80時間で、40時間までは保険でカバーできる。

■韓国

１９９０年代の後半から、産褥期の母体のケアを専門に行う「産後調理院（サヌチョリウォン）」が普及し、現在は全国に８６０ほどの施設があり、妊婦の約40％が出産後産後調理院を利用していると言われている。約２週間から１ヵ月、つまり産褥期をここで過ごす人も多く、専門の看護師が24時間体制で赤ちゃんの世話をしてくれるほか、母乳や育児指導、ヨガやエステティックなど、母体の回復指導などが行われている。費用は一般的な施設で２週間で約１８０万～３００万ウォン（およそ18～30万円）ほどだが、いわゆるセレブ向けの高級施設も存在しており、こうした施設では日本語を含め、外国語が通じる場合もある。

日本における産後ケアの取り組み

日本の場合、諸外国と比較すると出産後の入院期間が長く、しかも分娩を行った施設にそのまま入院するケースがほとんどです。しかし近年は分娩可能な施設の減少傾向が顕著で、地域によっては妊娠に気づいた段階ですぐに分娩施設に予約をいれないと分娩する場がなくなり途方に暮れてしまうため、〝お産難民〟などという言葉が聞かれるまでになっています。そのため分娩施設としても従来よりも産後の入院期間を短縮させてベッドの回転率を上げていかねばならず、日本においても入院期間の短縮傾向が続いています。しかしこれまで述べてきたように、身内だけで産褥期を支えるのが難しくなってきている上に、産後ケアの仕組みが十分整備されないまま入院期間だけが短くなっているのが現状です。そのため「産後クライシス」と呼ばれる出産による夫婦関係の変化で生ずる夫婦間の危機や、「産後うつ」による幼児虐待の増加などが顕在化してきているのです。

そうした現実を踏まえ、行政においても産後ケアは少子化問題の解決や子育て支援の一環となる大切な問題であるとようやくとらえ始めており、内閣府の少子化危機突破タスクフォースが産後ケアの重要性を課題として取り上げ、政策として展開していくという提案を行い、それを受けて２０１３年度には産後ケアに対する補助金の給付など、行政もその支援を本格化させ、ここ数年日本でもようやく産後ケア施設が増加傾向にあります。

日本における産後ケア施設とは

日本型産後ケア施設について

日本にも、すでに産後ケア施設はいくつか誕生していますが、日本における産後ケア施設は、おおむね以下のような形態に分類できます。

・産後ケア入院という位置づけで分娩を扱う病院が運営主体になっているもの
・行政と民間機関との協働施設
・助産院が主体になっているもの
・ホテルに宿泊し、そこに助産師が出向いてケアをしてくれるもの

提供されるサービスは運営形態や施設によりさまざまですが、一般的には個室が提供されている場合が多く、施設によっては夫や上の子も一緒に宿泊することが可能です。母子のケアにあたるのは助産師が中心で、24時間体制で夜間の授乳ケアや体力回復のために赤ちゃんを一晩預けたいといった要望にも対応できるようになっている施設もあります。また、産院

での沐浴指導などは集団で、ダミーの人形などを使って行われることがほとんどですが、産後ケア施設では個別で指導してもらえます。また、産後の母体回復を目的として、骨盤ケア、ヨガ、アロママッサージなどを導入している施設も少なくありません。

また、施設滞在型だけではなく、自宅訪問型の産後ケアサービスも登場してきています。従来から、産後は保健所から各家庭に助産師や保健師が派遣されるシステムがありましたが、短時間訪問して簡単なヒアリングや赤ちゃんの体重を計測する程度で、しかも訪問回数もとくに問題がなければ一回程度と、産後ケアとしては不十分な内容のものがほとんどでした。しかしその病院で出産した人に対象が限られますが、イギリスのミッドワイフ制度のように、経験豊富な助産師を家庭に派遣して育児サポートを行う病院も登場してきています。

コラム

〔ルポ〕　産後ケア施設『みやした助産院』

1990年に開業した『みやした助産院』では、2006年より産褥デイケア、産褥入院の受け入れを開始し、2013年には新たに産褥入院施設3床を増床、産褥入院専用フロアが完成した。この助産院で出産した妊婦に限らず、他の施設で出産したケースでも受け入れを行っているほか、出産後すぐの場合だけではなく、産後6カ月程度までの母子の受け入れを行っている。ケアの内容は母乳支援、育児指導、育児相談、産後の体調の回復を目的としたレスパイトなどで、日帰り～1週間を超える宿泊にも対応している。

食事はすべて院内で調理した手作りで、産後の体の回復や乳房ケアに配慮したものになっている。助産師により24時間のケアを行っており、必要と判断すれば母体回復のために夜間は赤ちゃんを助産師が預かることができるほか、昼夜を問

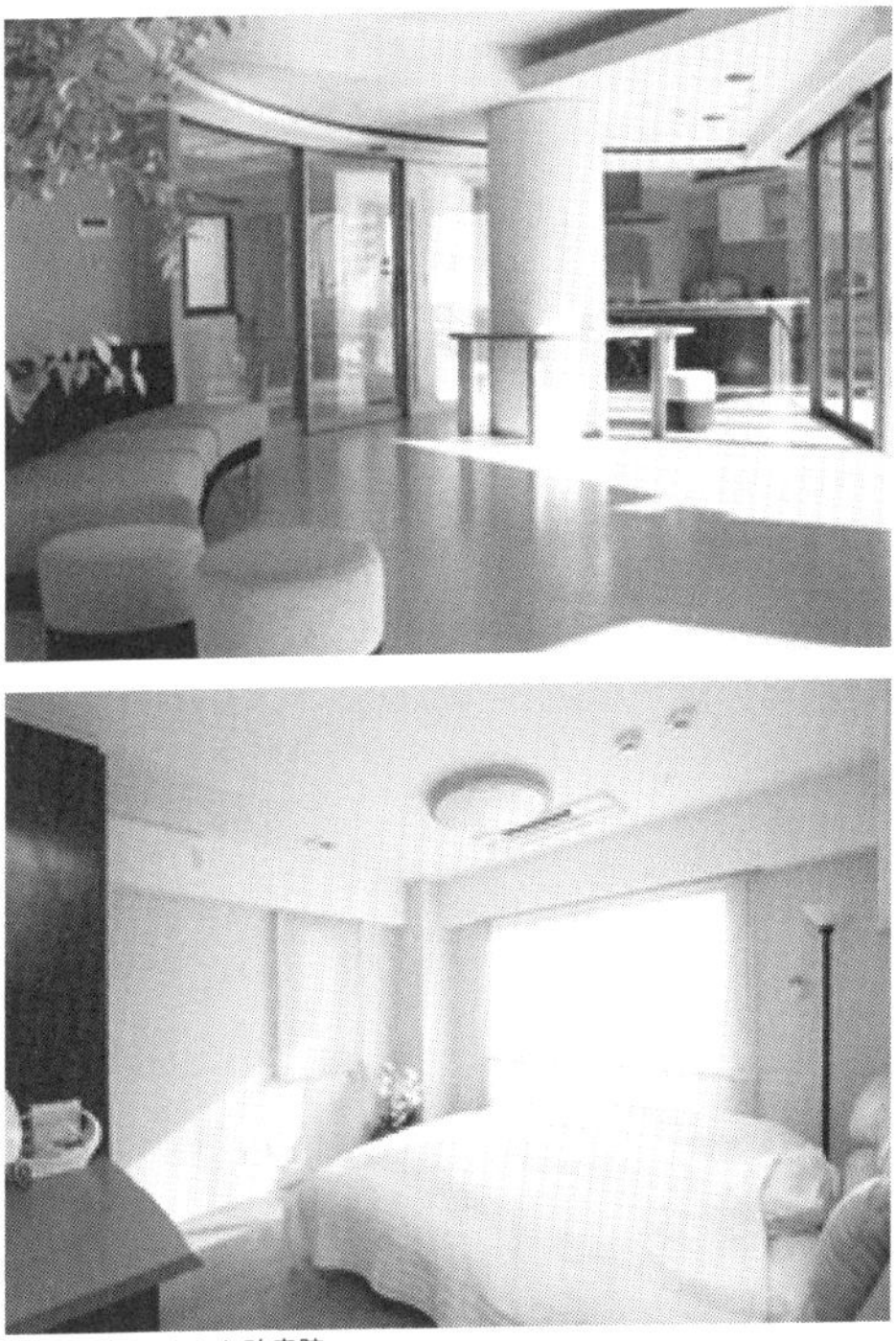

写真提供：みやした助産院

わず授乳時には助産師が立ち会い、乳房のケアから母乳の与え方まできめの細かいケアを行っている。

取材に訪れた日は双子を出産した直後に1週間の予定で入院した母子が滞在中。母子のペースに合わせて、必要な時には随時プロの助産師がマンツーマンで授乳、沐浴指導などにあたっていたが、なにより印象的であったのは助産師と母親の会話量の豊富さ。一般的な核家族の場合、出産をし、退院して自宅に戻った後は、夫も日中は会社に行ってしまい、日中ずっと母子だけということも多く、体力的なきつさもさることながら、どう対処していいかわからない時に相談する相手がいないどころか、息抜きに会話を楽しむ相手すらいない場合が多い。しかし産後、体力的にも精神的にも一番つらく、育児についてもわからないことだらけの時期に話を聞いてくれる人がいるだけでもどれだけ精神的に助けられるかわからないと感じた。

みやした助産院：http://www.miyashita.gr.jp/

日本型の新しい産後ケア施設を目指して～さくら産後院の誕生～

さくら産後院設立の背景

私が分娩を扱う施設として現在の『さくら産院』の前進となる『大草レディースクリニック』を設立したのは1991年のことです。開院からおよそ25年の月日が経ち、現在では年間約800件の分娩を扱い、地域の産科医療の一端を担っています。

私は産院を運営する上で、三つのテーマを掲げてきました。一つは安全に妊娠・出産を終えること、そしてもう一つは心身ともに個々人にあった産後ケアを行い、その後の子育てを豊かなものにしていただくこと、そして最後の一つは助産師の育成です。

安全に妊娠・出産を終えることは、産院としては当然のことですが、そのために開業当初より取り組んだのが医師、看護師、助産師によるチーム医療でした。それを具体的に形にしたのが、2007年に開設した助産師外来です。現在当院では、産前の妊婦健診については、医師は妊婦の経過観察のポイントとなる4回のみを担当し、ハイリスクといった特別な事情がある場合を除き、他の健診は助産師が担当しており、全体の7割の妊婦健診を助産師が行っています。さらに出産に際しても助産師が入院の判断を行い、通常分娩であれば出産後に助産師が医師をコールするなど、助産師が主導的に対応しています。

ただ、助産師は確かに国家試験に合格して得られる資格ですが、とはいっても新卒ですぐにこうした任務が務まるわけではありません。そのために「助産師卒後研修スケジュール」を院内に構築し、卒業後すぐに入職した場合、1～4年目までの達成目標を設定し、助産師外来については卒後教育4年以上の助産師が担当しており、現在は月に約60件の正常分娩について、助産師が主導的にかかわっ

さくら産院年間分娩数と助産師数の推移

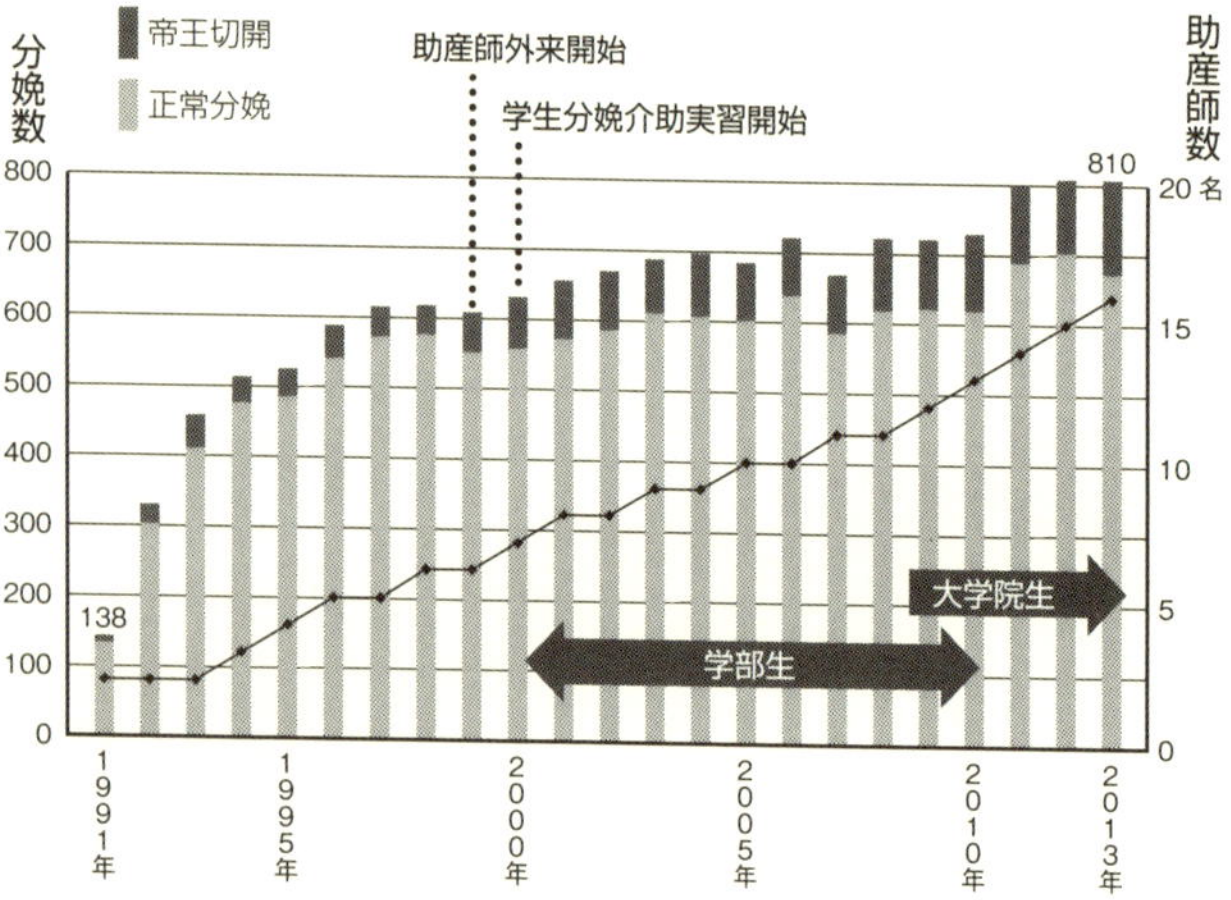

ています。

しかし近年、一つの問題が起きました。それは産後ケアに対する助産師のスキルの向上です。この問題点を語るには、別の章でも触れていますが、今一度、現在、産院が置かれている状況について触れなければなりません。近年、少子化の影響や産婦人科医や助産師の減少などにより、産科施設の閉鎖が相次いでいることはすでに社会問題化しています。そのため分娩を扱う医療施設に妊産婦が集中し、結果として慢性的に入院施設は満床状態となり、通常分娩の場合、以前は分娩後1週間程度入院していましたが、それが5日間となり、近年ではさらに短縮されて3日程度に短縮せざる得ない傾向にあります。これは当院においても同様で、現在通常分娩であれば3日で退院していただいています。もちろん、当院の場合、助産師は分娩後の管理だけではなく、産後1週間目の電話訪問看護なども行っていますが、医療的処置の手を離れ、本来助産師によるサポートの比重が増す出産後4日以降には退院してしまうわけですから、ただでさえ学生時代も妊娠管理や分娩と比較すると産褥ケアについて学ぶ時間が少ない上に、実践を通じて成長する場が狭められてしまっているわけです。

そしてこうした状況は、助産師の育成という側面だけではなく、母体の安全、育児サポートという面でも影響を与えています。入院期間が短くなった上に、身内による支援も手薄になっているとなれば、母体の回復が遅れ、産後感染症などのリスクも高めます。さらに短い入院期間の中で、まだ十分に母乳の分泌が始まっていない段階で母乳指導だけを受けても、どうしても不十分な面も出てきてしまいます。母乳外来を受診するという方法もありますが、家族によるサポートがなければ、病院に足を運ぶことすら難しい場合もあるかもしれません。

そこで母体の休養、育児不安の解消といったことを目的に、さらには助産師にとって産後ケアの学びと実践の場として産院と自宅の中間施設として新たに開業させたのが『さくら産後院』なのです。

さくら産院における業務分担と連携

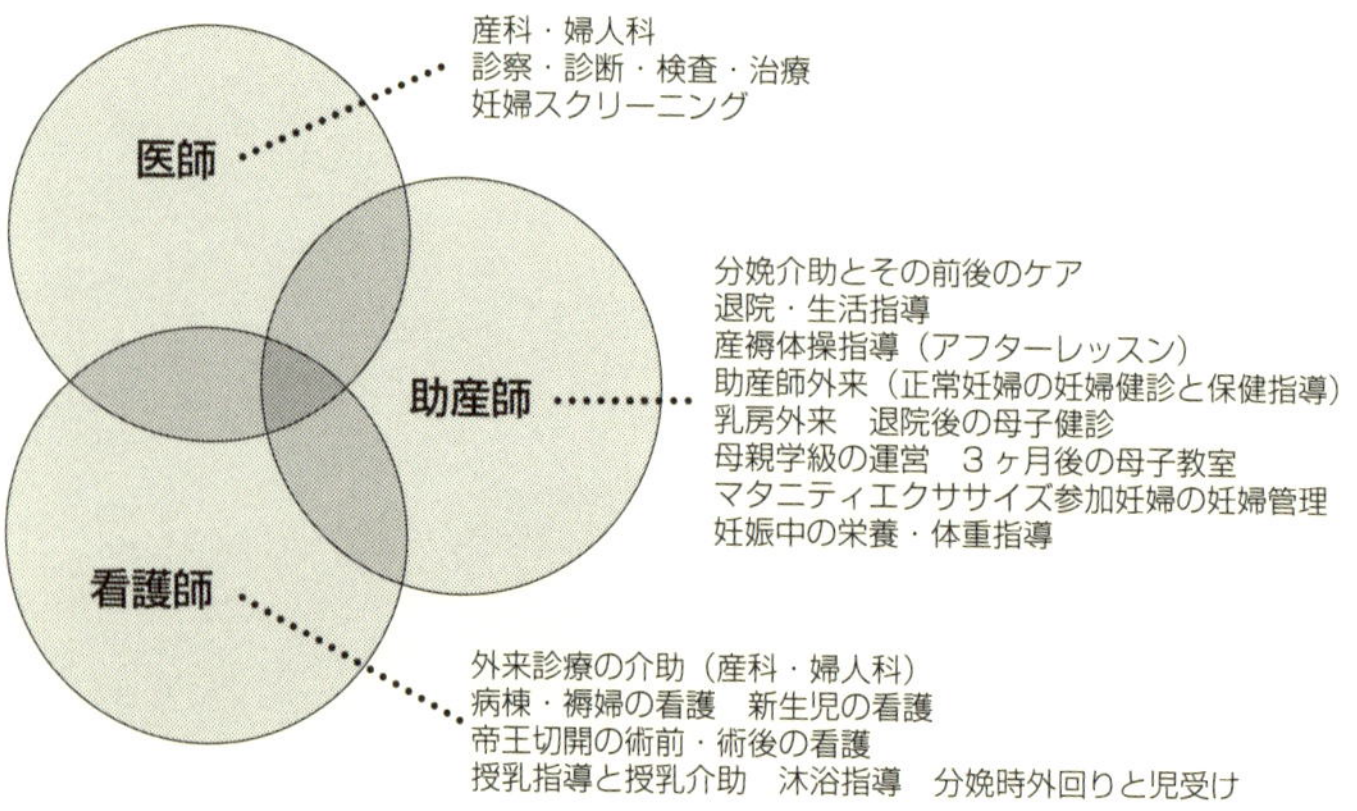

さくら産後院の特徴

さくら産後院は2014年7月に、さくら産院の付属施設として隣接する敷地に独立した施設として開業しました。

●施設

さくら産院の建物はコンクリート造りですが、こちらは産後、ゆっくりと癒しの時間を持ってもらえるように木のぬくもりを大切にした平屋建てで、中庭を配し、どの部屋からも扉をあければ中庭の自然と優しい陽ざしが届くように工夫されています。部屋数は全部で4部屋、すべて個室になっているため、家族での宿泊も可能になっています。

●目的

さくら産後院では、「回復・母性・自立」という三つのテーマを掲げています。回復は、妊娠、出産を終え、心身共に疲れ切った母体を十分に回復させることが目的です。基本的に母子同室ですが、十分な睡眠をとりたいといった希望がある場合には、夜間、助産師が新生児をお預かりすることも可能です。母性とは、文字通り母性を育んでいただくことが目的です。よく、出産をすれば誰しもすぐにあふれるような母性が自然とわき出てくると思われがちですが、実際にはそういうケースばかりではありません。体の回復がおもわしくなければ気力も湧きませんし、育児に対して不安を抱いていれば、ときには子どもを抱くことさえ怖くなるといったケースさえあります。そこで助産師が個々の体調やニーズに沿ってケアプランを作成することで体と心の余裕を生み、自然と我が子がかわいいと思える環境作りを行っていきます。そして最後に自立ですが、これは母乳のこと、子育てのことなど、家庭に帰ってから自信を持って育児ができるように、入院中にきめ細やかなサポートをしていくことを指しています。

●利用対象

さくら産院で分娩された方だけではなく、他院で分娩された方であっても、どなたでもご利用いただけます。また、居住地域に対する制限もありません。また、分娩して退院直後だけではなく、退院して一度家に戻ったけれども、もう少し体を休めたい、母乳トラブルが出てきたのでケアをゆっくりと受けたい、まだ身の回りの家事などをこなすことがきついけれど、夫が出張で不在になり、その間に家事や子育てのケアを頼める人がいなくて不安だといったケースでも利用していただくことができます。当院は産褥期の母子が優先ですが、空き部屋の状況によっては産褥期を過ぎた母子の利用も可能です。

●スタッフ

さくら産後院で主体となって動くスタッフは経験豊富な助産師です。さらに産院の付属施設という特色を活かし、医師、看護師、栄養士、心理士などがチーム体制でサポートにあたります。

●サポート内容

産院での沐浴指導などは集団で行われますが、産後院でのサポートは基本的に一人ひとりの希望や体調に合わせて、以下のようなサポートを、すべてマンツーマンで行っています。

・授乳練習

それぞれの赤ちゃんのリズムに合わせた抱き方、乳首の含ませ方などのアドバイスするほか、必要があれば乳房ケア、乳房マッサージを行います。

・育児指導

おむつ交換、沐浴方法、スキンシップ、ベビーマッサージなど、育児に必要な具体的なノウハウをアドバイスします。

・赤ちゃんのサポート

健康チェック（黄疸の有無や体重チェック等）、スキンケアなど、赤ちゃんの体調管理を行うほか、母親の休息時にお預かりすることも可能です。

・母親のケア

さくら産院とも連携して骨盤固定や腰痛マッサージ、体操レクチャーを行うほか、常に必要なアドバイスを助産師に求めることができます。

●利用コース

現在は授乳の方法がわからない、授乳方法をマンツーマンで具体的に教えてほしいといった方向けの「レストコース」（日帰り）と、体を休めながら授乳やおむつ交換だけではなく、育児について助産師のアドバイスが欲しいといった方向けの「リフレッシュコース」（1泊2日の24時間滞在）、体力が回復するまでゆっくり過ごしたい、子育てに対する不安が強いので、自信がつくまでじっくりと助産師に指導して欲しい、退院後身の回りの世話をしてくれる人がいないといった方向けの「リラックスコース」（2泊～1週間の滞在）といったコースがあります。利用は完全予約制です。

【さくら産後院】

栃木県さくら市卯の里１丁目11－１　TEL：０２８－６１２－５００５（予約時間：月～土曜日10：00～16：00）※利用予定の３カ月前から仮予約可。出産後連絡を入れた時点で本予約完了。

HP: http://www.sakura-sangoin.jp/

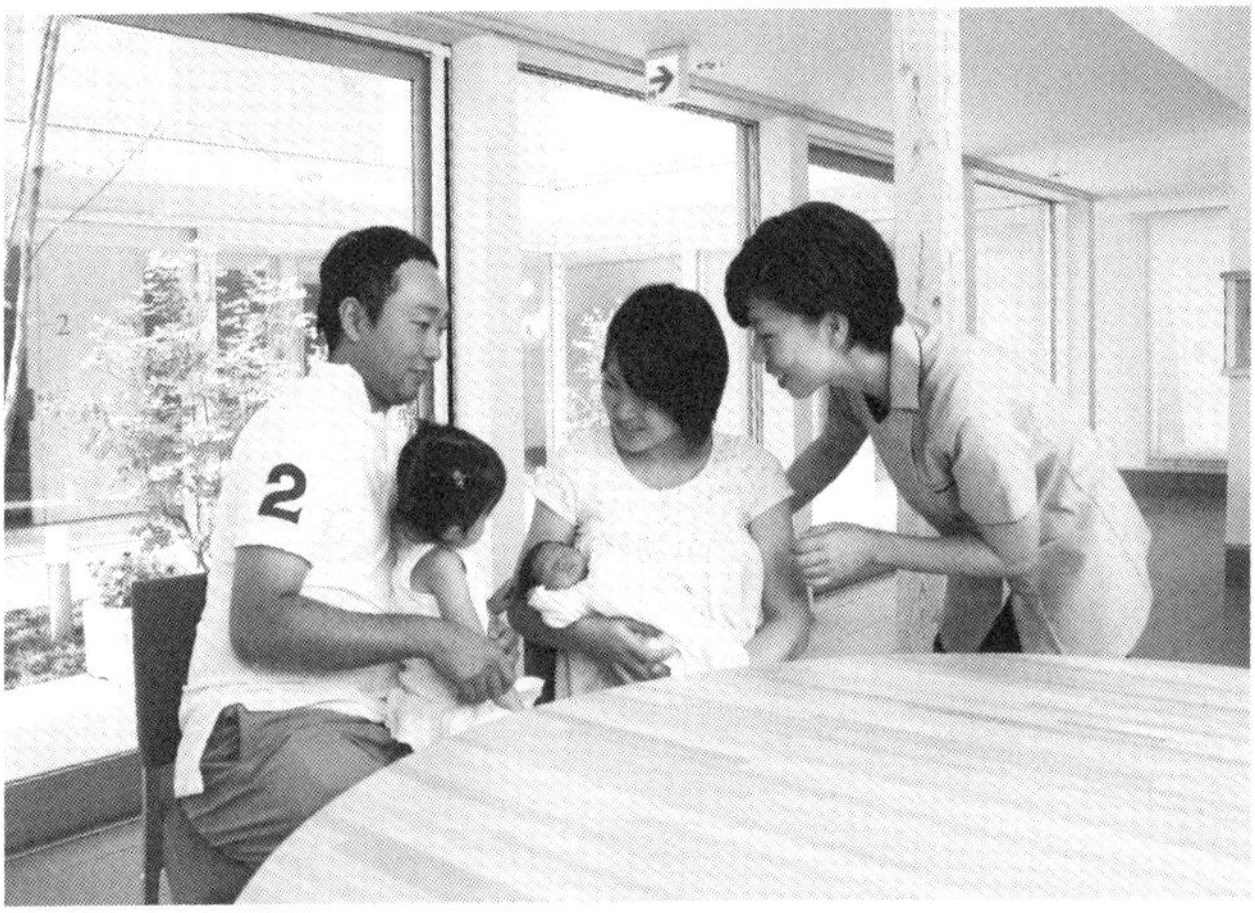

写真提供：さくら産後院

【体験談】――さくら産後院　利用者の声――

私の場合、さくら産院を退院した後、すぐにさくら産後院に移り、今回2泊3日のコースを利用しました。

実は出産するまでは、子育てに対する不安はそれほどありませんでした。でも実際に出産してみると、正直にいえば出産前は子育てについてなめていたと痛感しました。赤ちゃんが泣くといっても、泣いたらおむつの様子を見て、おっぱいをあげればすぐに泣きやむだろうと思っていましたがとんでもない！　おっぱいあげても全然寝ない！　しかたなくおっぱいをあげ続けてようやく寝たと思う頃にはもう次の授乳時間で、分娩後の疲れもとれていない体には本当にこたえました。退院後家に帰れば、日中は夫のサポートもなく赤ちゃんと2人きり。これではとてもじゃないけれどやっていく自信がありませんでした。ちょうど退院日が平日になってしまい、それでは夫の付き添いが難しくなるので、退院日の調整の意味もあり、夫も利用を後押ししてくれたので『さくら産後院』を利用することを決めました。

実際利用してみると、1泊でも全然違いますね。とにかく体の疲れをとりたかったので、初日は夜間、赤ちゃんの世話はおもに助産師さんにお願いしたのですが、一晩深く寝られただけでも全然体の疲れが違うんです。また、入院中の退院指導や沐浴指導の時には、助産師さんのやり方をただ見ているだけでしたが、産後院では自分の赤ちゃんを実際に沐浴させながらマンツーマンで手とり足とり教えていただけるので、本当に助かりました。

初産であり、自分の年齢もやや高く、里帰り出産も難しい状況だったため、妊娠中、施設の内覧会にもお邪魔させていただきましたが、やはりちょっとぜいたく過ぎるかしらという思いもあり正直利用するのかは決めかねていました。しかし思いきって利用してみて、これはいいぜいたくだったなと痛感しています。産後施設の利用に補助金の出る自治体も増えているようですが、さくら市（栃木県。さくら産後院がある地域）はそうした補助がないので、少しでも公的な補助があれば、もっと多くの方が利用できて、退院後は自信を持って子育てができるのではないかと感じました。

鼎談——いま産後ケア施設に求められること

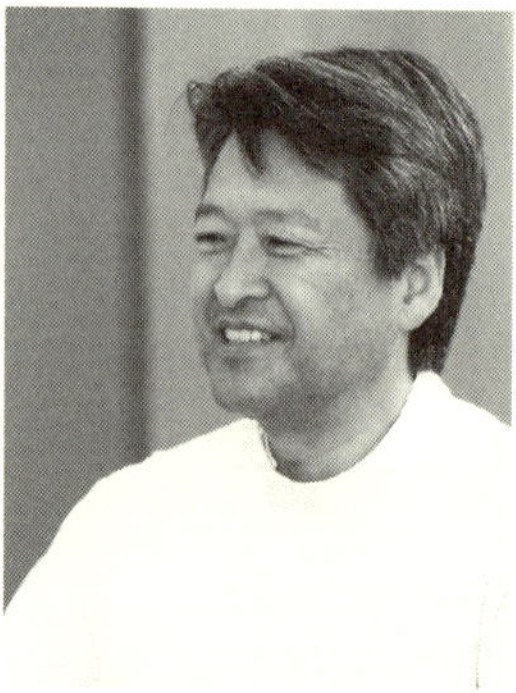

「さくら産後院」
大草尚院長

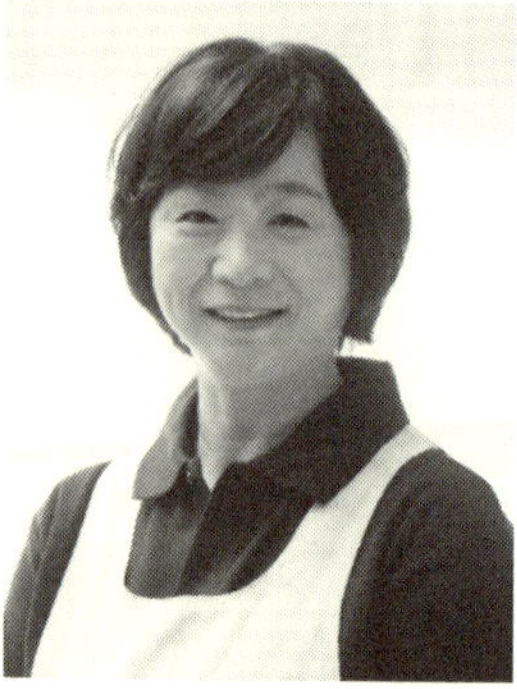

「みやした助産院」
宮下美代子院長

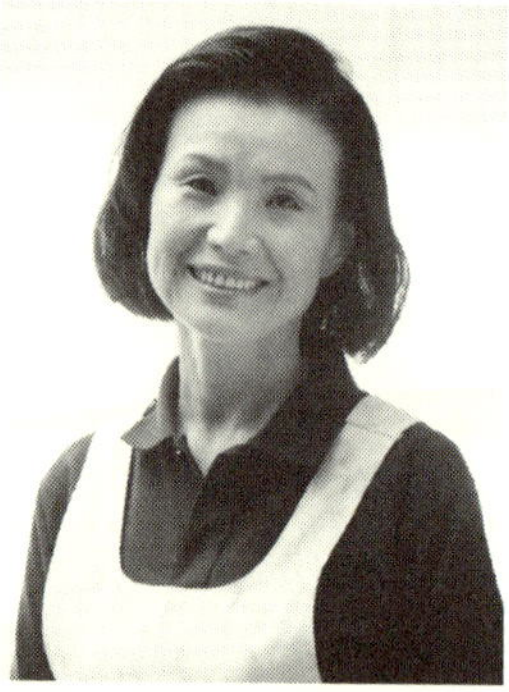

国際医療福祉大学院
特任臨床准教授
田村一代

今回、産後ケア施設『さくら産後院』を立ち上げた大草先生、『さくら産院』で長いキャリアを誇り、さくら産後院の顧問であり助産師としても働く田村先生、そして横浜市にある『みやした助産院』の中にいち早く産後ケア施設を立ち上げ、すでに多くの産後ケアを手掛けてきた宮下先生に、今、産後ケア施設に求められることについて鼎談をしていただいた。その中から見えてきた日本型産後ケア施設とは……

■産後にあった日本独自の風習が崩れ始めている

――最初にお伺いしたいのですが、今なぜ、産後ケア施設が求められているのでしょうか?

大草　日本には昔から〝産後の床上げ20日〟という言葉があって、その間は家事もやらず、なるべく水に触れないというのがいわば風習としてあったんです。今のように〝産後支援〟などという言葉をあえて使わなくても、里帰り出産に象徴されるように、産後は実家のサポートを中心として最低限の赤ちゃんの世話以外は家族におまかせして、母親はゆっくりと体力を回復させてきた。ところが今は、その風習そのものが崩れてきています。最近ではたとえ実家に帰っても両親も日中働いていて十分なサポートは期待できないことが多くなってきているし、そもそも里帰り分娩をする人も減っているように感じます。

田村　産後の入院期間も、短くなってきていますよね。

大草　そうですね。お産の数が少なくなったことや、医療訴訟の問題などもあって、お産ができる施設がどんどん少なくなっていきています。総合病院でさえ、産婦人科を閉鎖する病院が増えている。だから数少ない施設に妊婦が集中せざるをえないんです。するとどうしてもベッドの数が不足するために、昔は産後、一週間は入院してもらっていたのに、それではとても分娩数がこなせない。そこで最近ではとくに健康上の問題がなければ初産の妊婦で5日間、経産婦になれば3日で退院してもらっているのが実情です。

宮下　産後3日だと、まだ母乳もあまり出てきてはいない時期ですよね。ただ欧米では、以前から出産後2～3日で退院していましたよね？

大草　欧米の場合は、産後、地域の保健師などがサポートに入るシステムが整っているんです。でも、正直、日本ではそういう体制にはまだなっていない。

田村　産後ケアに関しては、虐待の問題も絡んできますよね。

大草　虐待による死亡例の7割は産後1年以内の乳児期に発生していて、その加害者の多くはその子の母親です。虐待の原因としては、一つには貧困という背景があります。妊娠中も妊婦健診にも行かずになんの心構えもできないまま出産してどうすればいいのかわからないというのが一つ。そしてもう一つには、出産前からうつなどを含め精神的に問題を抱えていて、強い子育て不安から出産前の病状がさらに悪化してしまうパターンです。こういったケースでは育児不安から子育て放棄（ネグレクト）につながってしまうケースも多い。だから母親の育児不安を軽減させて虐待を少しでも減らす意味でも、産後ケアが求められてきているんです。

宮下　助産師としてお産の現場に日々立ち会う中で感じるんですが、高齢出産の増加も、産後ケアの必要性の高まりの一因になっているような気がするのですが。

大草　確かにそれはありますね。年齢が高くても出産が初めてであることに変わりはない。しかし高齢出産の場合、頼るべき親もそれなりの年齢になっていてあまりサポートを期待できないことも多いし、仕事を持っている場合も多いので、子育てのノウハウを学ぶ前に社会復帰をしなくてはいけないケースも多い。

田村　夫のサポートも、日本ではまだまだ不十分ですよね。

大草　夫は子育てにはノータッチという家庭がまだまだ多いですね。夫が子育て支援をするという文化的背景も確立されていない気がする。だから夫だけではなく、上の子も含めて、赤ちゃんは母親だけではなくて、家族みんなで育てていくんですよということをどこかで誰かが教えなくてはならない。ですから産後の体を休めるというだけではなく、母親、そして家族に対して子育てへの関わり方を伝えるという役割を担う意味でも、産後、病院から家庭に帰るまでの中間的施設として、今、産後ケア施設が絶対に必要だと感じているんです。

田村　開業助産師にしても、産科勤務の助産師にしても、入院中のケアはもちろんのこと、『こんにちは赤ちゃん』事業のように、家庭訪問をして母親に子育てのノウハウを伝えることは従来からずっとやってきています。でも、これが夫を含めた家族にまで伝えるということは、とくに施設内においては十分にできていません。

宮下　私は個人で助産院を開業していますが、分娩の段階から家族に関わりを持ってもらうという意味では、助産院でのお産の方がやりやすい面が従来からあります。

田村　私共（さくら産院）でも、最近は分娩される方の希望もあって分娩〜産後の入院期間までを家族で過ごせるファミリールームなども設けてきていますが、全体でみればそうした施設がある産科は限られていますよね。確かに産後ケアに家族で関わるという点では、個人の助産院の方がやりやすい面がありますが、助産院でのお産が全体の数％にとどまるということをみてもわかるように、とくに地方ではそもそも施設がありませんから、お産の場所について選択肢がないんです。

大草　産院では、たとえ母親に体力的にも、子育てのノウハウを学ぶ意味でも、もう少し入院していたいという希望があっても、なかなかそれを叶えてあげるのは難しいですからね、現状では。

田村　ええ。家庭訪問にしても訪問できる回数も、時間も限られていますから。現状では、産後一回、訪問するのがせいぜいですから。そのため夫との関係、母子の関係をきめ細かく助産師がフォローしようと思ったら、現在の家族を取り巻く社会的な状況を考えると、産後ケア施設を充実させていくということはどうしても必要なことだと思いますね。

宮下　ここ数年の動きとして、自然に子どもを授かって、自然に産み、育てるという基本の部分が、崩れてきているように感じるんです。以前、子どもは授かりものだった。でも今は人工授精などの普及もあって、作ってもらうものという感覚が社会の中に芽生えてきている。それに伴って子どもも社会で育ててもらうという感覚がどこかに出てきていて、もうそれは避けられない状況ではないかと思います。現場の立場からいえば、自力だけでは育てられない人が増えていることを日々実感させられています。だからもう社会全体で産後ケアの仕組みを作って、誰かが子育てのサポートをしなければ、実際問題として回っていかないというところまできているんです。

大草　今、誰かが産後ケアに手を挙げなければもう、間に合わない。そこまで現場の状況は切迫していますよね。

宮下　実際、私の助産院がある横浜市でも、行政の方で把握しているだけでも、虐待の危険度が高いと考えられるケースが５０００ケースほどあると言われています。虐待のリスクをいかに回避させることができるのか？　と考えて出された結論の一つが、助産院を活用しての産後ケアだったんです。だから私たちの産後ケア施設は、実は産褥期サポートだけではなく、ときにはＤＶから身を守るためのシェルター代わりの役割を担うこともあるんです。

田村　産後の女性は精神的に不安的になっているから、普段なら軽い夫婦ゲンカで済むところでも、それがエスカレートしてしまう部分もありますよね。

宮下　だから私共の産後ケア施設では、体だけではなくて、精神面でもケアを受けて、心も体も健康になって帰っていってもらうということを目標としています。

産後の疲れた体と心を回復させるのが産後ケア施設の目的

——実際に産後ケア施設を運営されている立場として、宮下先生は産後ケア施設の必要性をどう感じていますか？

宮下　いわゆる産後の肥立ちが悪くて自分の体調に自信がないといった方の場合、産後ケア施設で助産師が休息と赤ちゃんのケアのバランスをコントロールしてあげると、産後の体の回復が確実に早まりますね。夜、助産師の力を借りながらある程度まとまった睡眠時間をたった1日確保できるだけで、翌日にはもう顔つきが変わります。病院に入院している時って母親たちは意外と緊張しているんです。

田村　そう。「がんばらなくちゃ」とね。

宮下　うちの施設に来ると、だいたい一日目の夜は、声を掛けても、揺さぶっても、こんこんと眠り続ける人が多いですね。そして睡眠が十分にとれれば、今度は自発的に子どもにこんなこともしてあげたい、あんなこともしてあげたいという気持ちが自然に芽生えてきて、助産師に対しても「これはどうしたらいいですか?」といった、前向きな言葉が出てくるようになります。

大草　入院して体を横たえているだけでは、本当の休息にならないんだよね。

宮下　そうです。助産師がこの人には今、なにが必要なのかを見極めて、必要なケアを行う。だから産後ケア施設では、本当の意味で心から安らぐことができる。出産後の入院期間だけでは、ここまでのケアはできないですね。

田村　出産後の母親は、あれもやらなきゃ、これもやらなきゃと、もういっぱい、いっぱいなんですよね、誰しも。

宮下　ええ。そういう時にプロフェッショナルである助産師が側にいるだけでも、母親たちは安心感を得ることができるんです。

田村　もちろん、最初から肩の力を抜いて、うまくバランスをとりながら子育てできる人もいます。でも、一人で抱え込んでがんばってしまう人も多い。そうした場合のケアは、産後の入院期間だけではどうしても不十分なんです。沐浴指導一つにしても、当然、産後の入院期間中に病院で指導していきます。でもそれを一回見たからといってなかなかできるものではない。多くの方が不安を抱えながら自宅に戻っていくわけです。そこを産後ケア施設で、マンツーマンで指導を受けて、しっかりとやり方を身につければ、それだけで安心感が違うわけです。

宮下　だから産後ケア施設を利用するのであれば、できれば退院したらその足で来て欲しいんですよね。不安を抱えたまま過ごす時間が多ければ多いほど、母子の関係もこじれてしまい、修復にも時間がかかりますから。

田村　産後の体を回復させる意味でも、そうして欲しいですよね。

大草　利用期間は、人によりさまざまになるのでしょうが、一般的なケースであれば、１週間以内で十分ではないでしょうかね。

宮下　母乳がうまく飲ませられないとか、産後ケア施設を利用したい理由が一つだけであれば、２～３日でも大丈夫だと思いますよ。長ければいいというものでもないですしね。現実的には一週間というのが一つの目安でしょうね。

大草　産後ケア施設を利用している期間は、自分の体を休めることを優先させてもよし、とにかく母乳ケアをして欲しいとリクエストするもよし、産後の入院期間と違って、ハンドメイドでプログラムが組めることが産後ケア施設の強みですよね。

地域事情によってさまざまな形態の産後ケア施設があってよい

――ひとくちに産後ケア施設といっても、いろいろな形態のものが出てきていますが。

大草　ええ。たとえば宮下先生のところのように、助産院に併設されているものもありますし、今回、私の『さくら産後院』は、さくら産院に隣接する土地に、一から新規の施設を立ち上げました。ただ、これと同じことを土地の値段の高い東京で出来るかといえばそれはなかなか難しいと思います。実際問題東京で土地を買って一から施設を立ち上げるとなれば莫大な初期経費がかかり、人件費や経費を考えると成り立たないと思いますね。

田村　そうした意味ではホテルに滞在して助産師が出向いてケアをするというのも一つの選択肢ですよね。

大草　母子のケアにとどまらず、夫も上の子も一緒に過ごすということを考えると、じゃあ食事はどうするんだ、部屋の掃除はどうするんだといったさまざまな問題が出てきますよね。産後ケアというのは、病気のケアと違いますから、より個々の嗜好に寄り添ったカスタムメイドのケアが求められます。家族で過ごすことを考えれば、プライベートな空間も絶対に必要です。だから確かに経済的な面での問題はありますが、一つの選択肢として、産後ケアをホテルで受けるというものがあってもいいのではと考えています。

田村　里帰り出産の場合、意外と夫が泊まる部屋がなくて困ったなんて場合も多いですよね。たとえば東京に住んでいる夫婦で妻の実家が北海道だとすると、妻の入院中に夫が病院に行って、さて、どこで宿泊するとなったとき、妻の実家に義母と二人きりといった場合は確かに気まずいですよね。

宮下　確かに助産院の場合には、周囲には他の産後まもない母子がいるわけですから、そこに泊まって、お風呂も入ってというのはちょっと男性としては厳しいかもしれない。

田村　その点、ホテルであれば、気兼ねなく同じ部屋に泊まって、そこから会社に出勤することも可能ですよね。それに体の状態が安定してきたら、ちょっと気晴らしでホテルのレストランで夫婦二人きりで食事でもしてきて、その間、赤ちゃんは助産師がみているということも可能です。そうしたほんの少しのゆとりがあるだけで、夫婦の関係が安定し、ひいては母子の関係の安定にもつながっていくように思いますね。

産後ケアの大きなポイントは夫婦関係

――最近は「産後クライシス」といった言葉も登場し、産後の夫婦関係にも注目が集まっていますが。

大草　確かに夫婦関係はキーポイントですね。

田村　イクメンで、子どもの世話を積極的にやってくれる夫も素晴らしいけれど、妻に気遣いができる夫であることも同じくらい大事です。夫との関係が良好で笑顔でいられれば、赤ちゃんにも笑顔で接することができますからね。

大草　産院での沐浴指導では、なかなか父親に対する指導まではできない場合も多いのですが、産後ケア施設はオーダーメードでケアプランを作成できますから、父親に対する育児指導も行うことができます。この間「さくら産後院」を利用されたご夫婦も、男性が仕事帰りに立ち寄って、大汗かきながら実際に赤ちゃんを沐浴させながら助産師に指導を受けていましたよ。

宮下　ホテル利用型の場合には、ホテルで結婚式を挙げるカップルも多いですから、助産師が常駐している施設が中にあれば、いわゆる授かり婚カップルで妊娠中の新婦さんのケアもできるんじゃないでしょうか。

大草　そうそう。妊娠中の新婦さんに、通院している病院では、なかなか時間がなくて相談にのってもらえないようなことでも気軽にきいてもらえるようになるといいですね。

良い産後ケア施設選びのポイントとは

――良い産後ケア施設の見極め方といったものはあるのでしょうか？

宮下　一つには母乳ケアだと思います。これはまさにプロフェッショナルである助産師の腕のみせどころ。しっかりとした母乳ケアができる産後ケア施設であれば、産科施設からの信頼を得ることも容易だと思います。「あとちょっと、プロの支援があれば完全母乳にできる。ならばあそこの産後ケア施設にまかせよう」と、産科施設に思ってもらえる施設なら間違いないのではないでしょうか。

田村　産後ケア施設を選ぶ理由としては、最初のうちは施設がきれいだとか、ロケーションがいいといったことが大きいと思いますが、結局は口コミで評判が広がっていく過程で、「あの助産師がいるから利用したい」となっていくんですよね。

大草　施設は、要は利用者が費用の負担をいとわなければ、いくらでも豪華にすることは可能ですからね。要は人であり、ケアの中身が重要なんです。

宮下　私は〝安心〟というのが一つの大きなキーワードだと思います。助産師のケアを受けて、安心感を得られると、母親たちの顔つきがまず変わってくるんです。そうすると不思議なことに母乳も出てくるし、赤ちゃんの泣きも落ち着いてきます。

田村　その対極にあるのが〝不安〟ですよね。不安感があると体がこわばります。すると表情も硬くなって、コミュニケーションも難しくなります。すると夫や実家など、周囲の人ともぶつかりやすくなるんです。

宮下　産後ケア施設を利用する理由には、大きく分けて三つあって、一つには発育不良や母乳がうまく吸えない、よく泣くといった子ども側の理由、そして体調面、精神面を含めた母側の理由、そして誰もサポートしてくれる人がいない、不仲で夫の実家には頼りたくないといった社会的理由です。こうした理由で自発的に来る方もいれば、うちの施設の場合だと行政から紹介されてくる人もいます。どうして産後ケア施設を利用したいのかといった理由によっても、選ぶべき施設は変わってくると思います。

田村　あとは母親の状態も診ないで「今日は何日目ですから何をします」といった施設は避けた方がいいですね。個々のニーズに応えずに、施設側の都合でケアをしているわけですから。

産後ケア施設で受けられる具体的なプランの中身とは

――産後ケア施設で受けられる、具体的なケアの中身を少し、お聞かせいただけますか？

田村　提供するサービスは、個々によって変わってくると思います。まずは妊娠中に見学に来ていただけるといいのですが、ただその場合、実際に出産してみたら産後ケアはあまり必要なかったという方もいらっしゃるかもしれません。それとは逆に、妊娠中には予定がなかったけれど、出産したら産後ケアの必要性を感じたという場合もあると思います。いずれの場合も夫を含め、家族で十分にどんなケアが必要なのかヒアリングをさせていただき、必要があれば実際に母乳の状態など、お体を診させていただくこともあると思います。その上でその方にあったケアプランを助産師が立てさせていただきます。

大草　母親自身はいろいろとやる気があっても、助産師の目から見て、この人にはなにより休養が必要という場合もありますからね。

田村　そうですね。産後、体が回復していないと、沐浴指導といっても、その指導を聞く元気もないですからね。だから産院でも入院期間のように、「今日はこれ。明日はこれ」と、施設側でプランを決めて提供することは、どの施設もあまりないのではないでしょうか。日々、健康状態を見て、希望を聞いて、それをもとに助産師が今はこれが必要だと判断をしながらその日のプランを決めていくのが一般的だと思います。

宮下　ケアの主役は誰なのかがブレなければ、おのずと必要なケアが浮かび上がってきますよね。

田村　産後の入院施設との一番大きな違いはそこですね。産科の入院施設の場合、夜間など、看護師や助産師2人に対して入院患者20人のケアをするとなれば、とても個々に合わせてというわけにはいかないですからね。

宮下　費用の面でいえば、現状でもいい産後ケア施設には、条件的に行政からの補助を受けられず、100％自費でもいいから利用したいという人が多いです。

大草　「さくら産後院」の場合は、1泊2日で昼食、ティータイム、夕食、朝食が付いて税別で3万円ほどかかります。残念ながら行政からの補助がまだないので全額自己負担となります。宮下先生のところは、行政からの補助があるんですよね？

宮下　一定の条件をクリアすれば本人負担は1割です。でも、全額自費負担でもいいから利用したいという方も数多くいらっしゃいます。

産後ケア施設が立ち上がることで助産師の育成にもつながる

――最後に、産後ケアに関する思いや、今後の抱負をお聞かせいただけますか？

大草　助産師の研修過程で現状手薄になっているのが、産褥ケアだという気がしています。なぜなら産後は短い入院期間で退院していってしまうので、十分な関わりをもつことが難しいからです。だから産後ケア施設が広がれば、きっと助産師の産褥期ケアのスキル向上にもつながるはずです。

また、自身が子育て期の助産師にとっては、昼夜を問わずいつ起きるかわからないお産に立ち会うことは難しいという理由から離職する人でも、時間的に安定している産後ケア施設なら関われるという人もいるはずですから、人材の掘り起こしにもつながるはずです。

宮下　日本ではまだまだ産褥期ケアに助産師や医師といったプロフェッショナルが関わることの必要性に関する認識が薄い気がしますね。

田村　今までも、行政も産褥期ケアに対する支援はしていたわけですが、現在の社会的状況を考えると、従来の支援だけでは足りなくなってきています。諸外国の類似の施設では、実は助産師のようなプロではなく、子育て経験を積んだだけの人がケアにあたっている場合が多いんですが、日本では産褥期ケアに助産師が関わることの重要性というのは、少しずつ理解されてきているように思います。

宮下　これからの産後ケア施設は他業種協働でやっていく部分も必要ですよね。

田村　ええ。ただ気をつけなければいけないのは、柱はあくまで母体の回復や母乳のケア、子育て支援であって、決してエステティックといったリラクゼーションではないという部分です。日本では産後ケアについての定義がきちんと定まっていない分、その点は今後注意していく必要があると思います。

大草　エステティックやマッサージなどを中心としたいわば産後の母親のボディーケアと、子育て支援までも行う産後ケアは根本的に違いますからね。今の時期は、助産師が関わる産後ケアというものをしっかりと確立して、日本に根付かせていく大切な時期だと思います。

それと他業種協働ということでいえば、今よりもっと、助産師と産婦人科医が関係性を密にすべきだし、「さくら産後院」が、そのきっかけになればいいと思っているんです。

宮下　そういう意味でも、私たちはそれぞれ形態の違う産後ケアセンターに関わっているわけですが、どれもしっかりと成功させないといけませんね。

大草 尚（おおくさ・たかし）　1953年栃木県さくら市喜連川に生まれる。1978年3月北里大学医学部卒業、同年4月自治医科大学産婦人科入局。1990年3月自治医科大学産婦人科退職。1991年1月医療法人帯経会大草レディスクリニック開院。2011年4月さくら産院に改称、理事長に就任。2014年7月さくら産後院を開院。

さくら産後院　http://www.sakura-sangoin.jp

「産後ケア」から始まる幸せ育児

二〇一五年三月十日　初版第一刷発行

著　者　大草　尚
構　成　別当律子
装　丁　横山　恵
発行者　宮島正洋
発行所　株式会社アートデイズ
〒160-0008　東京都新宿区三栄町17　V四谷ビル
電　話（〇三）三三五三―二二九八
FAX（〇三）三三五三―五八八七
http://www.artdays.co.jp
印刷所　中央精版印刷株式会社